中国医学临床百家·病例精解

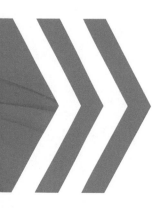

南昌大学第二附属医院

眼科 病例精解

主　　编	游志鹏
副 主 编	李国栋　毛新帮　谢　琳　刘　菲　张　倩
编　　委	（按姓氏音序排列）
	桂　馥　金奇芳　李　云　罗文彬　毛子清
	仇晶晶　石　珂　宋　映　吴宏禧　熊　宇
	章余兰　邹玉凌

科学技术文献出版社
SCIENTIFIC AND TECHNICAL DOCUMENTATION PRESS
·北京·

图书在版编目（CIP）数据

南昌大学第二附属医院眼科病例精解 / 游志鹏主编. —北京：科学技术文献出版社，2020.8

ISBN 978-7-5189-6540-3

Ⅰ.①南… Ⅱ.①游… Ⅲ.①眼病－病案 Ⅳ.①R77

中国版本图书馆 CIP 数据核字（2020）第 042417 号

南昌大学第二附属医院眼科病例精解

策划编辑：胡　丹　　责任编辑：胡　丹　　责任校对：张永霞　　责任出版：张志平

出　版　者　科学技术文献出版社

地　　　址　北京市复兴路15号　　邮编　100038

编　务　部　（010）58882938，58882087（传真）

发　行　部　（010）58882868，58882870（传真）

邮　购　部　（010）58882873

官方网址　www.stdp.com.cn

发　行　者　科学技术文献出版社发行　全国各地新华书店经销

印　刷　者　北京虎彩文化传播有限公司

版　　　次　2020 年 8 月第 1 版　2020 年 8 月第 1 次印刷

开　　　本　787×1092　1/16

字　　　数　123千

印　　　张　11.5

书　　　号　ISBN 978-7-5189-6540-3

定　　　价　78.00元

前　言

　　本书是南昌大学第二附属医院眼科从众多病例中精心挑选的32个临床病例的经验总结，内容涵盖眼底病、青光眼、白内障、眼眶病、角膜病、眼外伤及眼屈光等。涉及玻璃体切割术、复杂视网膜脱离修复术、抗血管内皮生长因子治疗、青光眼滤过术、白内障超声乳化摘除术＋人工晶体植入术、眼睑成形术＋睑内翻矫正术、角膜移植术、飞秒激光手术等多种治疗方法。本书从影像判读、疾病诊断、治疗及转归、预后等多方面进行分析，既有临床一线的标准治疗，又有最新的前沿进展，集专科的深入探讨与多学科的密切合作于一体，是集体智慧的结晶，能使读者对眼科疾病有更全面和深入的了解。

　　本书所有病例全部来自临床，讲解眼科临床典型或罕见疑难病症的辨证与治疗，可以培养基层医师的临床思维，不失为一本对基层医务工作者、刚步入临床工作的实习医师、研究生和低年资住院医师有实际指导意义的参考工具书。本书为编者倾心之作，希望能为眼科学的继承和发展略尽绵薄之力。

目　录

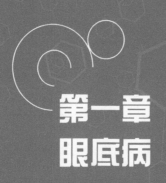

第一章
眼底病

001 大动脉炎致双眼缺血性视网膜病变 1 例

病历摘要

　　患者，女，23 岁。主诉：右眼视力下降 1 月余。患者 1 个月前无明显诱因感右眼眼前黑影飘动伴视力下降，至当地医院就诊，诊断为右眼玻璃体积血，遂至我科，以右眼玻璃体积血入院治疗。

　　[既往史]　自幼双侧桡动脉搏动未触及，一般活动后出现黑蒙，休息后恢复。2016 年患肺结核，经抗结核药物治疗后已治愈。否认糖尿病、高血压病史。

[体格检查] 体温 36.5 ℃，脉搏 76 次 / 分，呼吸 20 次 / 分，双侧上肢血压未测出，神志清楚，浅表淋巴结未触及肿大，双肺及心、腹未见明显异常，双下肢无明显水肿。

[专科检查] ①视力（vision，V）：右眼（oculus dexter，OD）眼前手动，左眼（oculus sinister，OS）0.6。②双眼结膜无充血；角膜清亮，前房中深；虹膜纹理清晰；瞳孔圆，直径 3 mm，对光反应灵敏；晶状体透明；右眼玻璃体大量红色絮状浑浊，左眼玻璃体透明。③眼底：右眼底窥不清（图 1-1A）；左眼底视盘界清，色淡红，网膜平伏，下方网膜散在出血点，黄斑下方血管弓处出现新生血管（图 1-1B 箭头所示）。④眼压（tension，T）：OD 14 mmHg，OS 12 mmHg。⑤双眼 B 型超声（以下简称"B 超"）检查示右眼玻璃体腔密集光点及条状光带，左眼散在光点（图 1-2）。

[其他检查] ①血常规：白细胞 10.46×10^9/L，嗜酸性粒细胞 0.06×10^9/L，血小板 388×10^9/L，血小板压积 0.44%。②血生化：白蛋白 41.3 g/L，球蛋白 35.19 g/L，白球比例 1.17，天门冬氨酸转移酶 10.45 U/L，肌酐 34.73 μmol/L，钠 136.3 mmol/L，补体 C1q 239.1 mg/L，纤维蛋白原浓度 5.59 g/L。③尿常规：蛋白质（＋）。

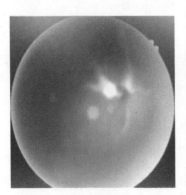 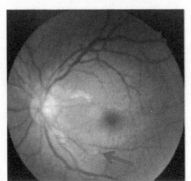

A：右眼　　　　　　　　　　　B：左眼

图 1-1　术前双眼眼底照相

笔记

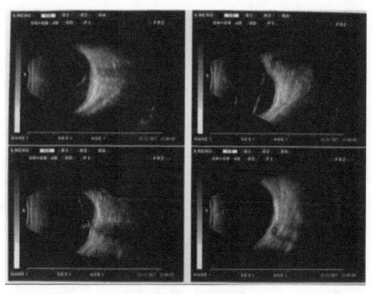

图 1-2 术前双眼 B 超检查

[初步诊断] 右眼玻璃体积血，择期行右眼玻璃体切割术。鉴于玻璃体积血原因较多，确切病因待术中及术后进一步检查。

[诊疗经过] 患者于入院 3 天后行右眼玻璃体切割 + 视网膜激光光凝术，术中见 10 点位周边视网膜约 1/2 PD 裂孔，视网膜大量散在出血点，视盘及周围活动性出血。

术后第 1 天行专科检查。VOD 0.02；结膜充血（＋）；角膜清亮，前方中深；虹膜纹理清晰；瞳孔圆，直径 3 mm，对光反应灵敏；晶状体透明；玻璃体腔清亮；眼底视盘积血遮蔽，余网膜平伏，散在出血点，TOD 14 mmHg。左眼未见明显变化。

术后给予局部抗感染治疗，行眼底照相及荧光素眼底血管造影术（fluorescein fundus angiography，FFA）检查示右眼荧光显影及回流时间延长，视网膜血管迂曲扩张，视盘处新生血管伴强荧光渗漏，视盘前出血遮蔽，周边视网膜大量微血管瘤及多片无灌注区，并见较多光凝斑，视网膜血管荧光渗漏明显，晚期视盘强荧光；左眼视

笔记

盘周围多处强荧光渗漏，视网膜血管迂曲扩张，周边视网膜大量微血管瘤及多片无灌注区，视网膜血管荧光渗漏明显（图 1-3）。

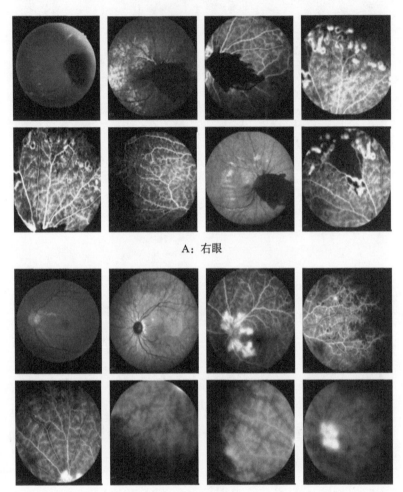

A：右眼

B：左眼

图 1-3　术后双眼 FFA 检查

患者自幼桡动脉搏动未触及，请相关科室会诊及进一步完善检查，先后请血管外科、神经内科及风湿免疫科会诊，并继续完善颅脑磁共振成像（magnetic resonance imaging，MRI）+ 磁共振血管成像（magnetic resonance angiography，MRA）+ 磁共振静脉血管成像（magnetic resonance venography，MRV）检查，结果示颅脑实质未见明显异常，左侧颈内动脉及大脑中动脉管腔细小，MRV 未见明显异常（图 1-4）。

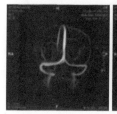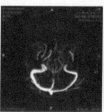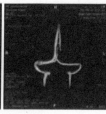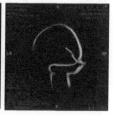

图 1-4　颅脑 MRA

心脏及双侧腋肱桡动脉彩超示二尖瓣、三尖瓣及主动脉瓣微量反流，心脏结果及功能未见异常，双侧腋肱桡动脉血流减低，腋动脉局部管壁增厚。

肺部计算机体层摄影（computerized tomography，CT）及胸腹部计算机体层血管成像（CT angiography，CTA）检查结果：①左肺下叶慢性炎性条索灶；②多发性大动脉炎累及胸主动脉、腹主动脉、左下肺动脉、双侧颈总动脉、锁骨下动脉，以颈部血管为甚并管腔重度狭窄、闭塞；③左侧副肾动脉；④左侧肾上腺内侧支增粗（图 1-5）。

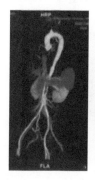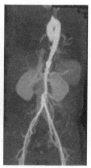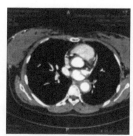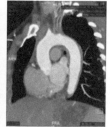

图 1-5　胸腹部 CTA

风湿 4 项＋免疫功能 6 项＋抗中性粒细胞胞质抗体（antineutrophilic

cytoplasmic antibody，ANCA）谱＋抗核抗体（antinuclear antibody，ANA）谱3检测结果：抗 Ro-52 抗体（＋），血清补体 C4 0.532 g/L，血清 C–反应蛋白 17.1 mg/L，血沉 72 mm/h。多科会诊后确诊为大动脉炎，转入内分泌科进一步治疗。

[诊断] 根据各项检查结果，修正诊断为：①右眼玻璃体积血；②双眼缺血性视网膜病变；③右眼视网膜裂孔；④双眼视盘新生血管；⑤大动脉炎。

[转归] 经住院治疗后患者出院，门诊定期随访。随访期间，双眼分别于术后 20、50 及 80 天行玻璃体腔注射抗血管内皮生长因子（vascular endothelial growth factor，VEGF）药物 3 次，于药物注射后 1 周行视网膜激光光凝治疗。双眼经上述治疗后 VOD 0.06，VOS 0.5（图 1-6，图 1-7）。右眼术后 4 个月行眼底 FFA 检查示荧光素灌注时间显著延长，静脉回流时间明显迟缓，中周部散在微血管瘤及片状无灌注区，视盘周围不规则网状新生血管，较术后第 1天造影结果新生血管明显减少；左眼视网膜造影结果示视盘偏颞侧不规则网状新生血管呈强荧光，中周部散在微血管瘤及片状无灌注区及光凝斑（图 1-8）。右眼玻璃体切割术后 16 个月，患者双眼情况稳定（图 1-9），VOD 0.08，VOS 0.5。

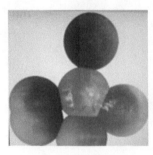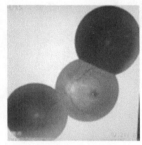

A：右眼　　　　　　　　B：左眼

图 1-6　双眼眼底照相（双眼抗 VEGF 治疗、视网膜激光光凝 2 次后）

笔记

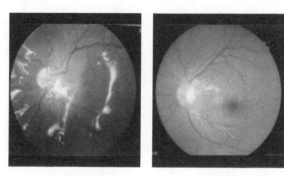

A：右眼　　　B：左眼

图 1-7　双眼眼底照相（双眼抗 VEGF 治疗、视网膜激光光凝 3 次后）

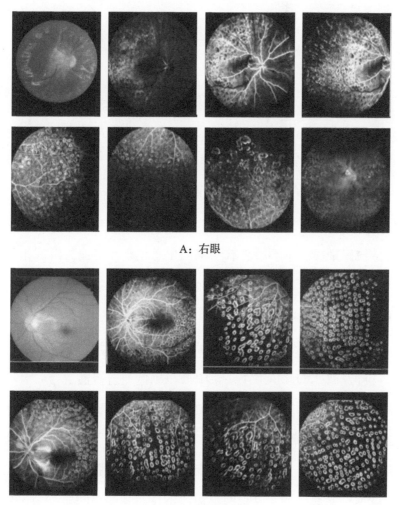

A：右眼

B：左眼

图 1-8　术后 4 个月 FFA

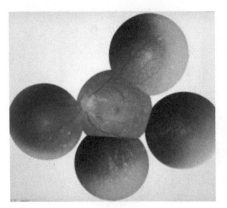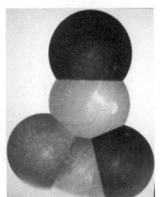

A：左眼眼底   B：右眼眼底

图 1-9　术后 16 个月双眼眼底照相

病例分析

大动脉炎（aortoarteritis）是一种累及主动脉及其主要分支的慢性非特异性炎症，由日本眼科医师 Takayasu 提出。目前认为其发病原因包括遗传因素与环境因素，90% 患者的发病年龄小于 30 岁，多见于育龄女性，男女比例约 1∶4。我国 20% ～ 40% 的大动脉炎患者有结核感染史，本例患者有结核病史 1 年余，可能与发病相关。其病理机制主要是细胞介导的大血管炎，最终导致动脉管腔的狭窄或闭塞。

眼缺血综合征是由于颈内动脉狭窄或阻塞导致眼动脉、视网膜中央动脉及睫状动脉供血不足，眼灌注压低而致眼前节与后节缺血表现称之为眼后部缺血，又称为缺血性视网膜病变。一般颈动脉狭窄达 80% 将造成眼部的循环障碍，而锁骨下动脉闭锁及锁骨下动脉窃血综合征可加重头颈部缺血改变。缺血性视网膜病变主要表现为慢性缺血性眼底改变，以视网膜灌注不良及视网膜缺血改变为主，改变程度与颈动脉狭窄、闭锁程度及病程有关。VEGF 被认为是在缺血性视网膜新生血管形成过程中主要的致病因子，其过度表达促进血管的增殖与迁移，引起视网膜新生血管的生成。其中 VEGF 水平与活动性新生血管形成显著相关，这与公认的 VEGF 作为主要眼部血管生成因子的作用相一致。Aiello 等研究了玻璃体内 VEGF 抗体治疗具有活性新血管形成的 4 例增生性糖尿病视网膜病变（proliferative diabetic retinopathy，PDR）患者，结果发现新生血管形成的退化。本例患者因右眼玻璃体积血入院，入院后经抗 VEGF 药物玻璃体腔注射联合玻璃体切割、视网膜激光光凝治疗后眼部病情稳定。

专家点评

本例患者既往已发现双侧桡动脉搏动消失，运动后出现一过性黑蒙，于我院就诊前曾于当地医院就诊，亦未引起重视。后因右眼视力进一步下降而入我院，入院常规检查发现无脉症，结合患者左眼 FFA 提示荧光显影及回流时间延长，视网膜大量微血管瘤及多片无灌注区，应首先将患者眼底血管改变与无脉症联系起来，是否与无脉症或类似的眼底血管改变相关？进一步行 CTA 检查发现全身多处大动脉狭窄，特别是颈内动脉严重狭窄，确诊大动脉炎，属于典型的头臂动脉型。因大动脉炎累及颈内动脉后可引起眼缺血综合征或缺血性视网膜病变，结合 FFA 所示改变，故该病考虑为缺血性视网膜病变且由大动脉炎所致。治疗上经抗 VEGF 药物玻璃体腔注射联合玻璃体切割、视网膜激光光凝治疗后，双眼缺血性视网膜病变得到控制，视力保持稳定，术后视力得到改善。此例患者已出现玻璃体积血晚期病变，故右眼治疗效果较左眼差。少数患者以眼部症状首诊眼科，易造成误诊漏诊，临床上需注重全身检查，对大动脉炎有初步的认识，确诊大动脉炎后，怀疑与本病存在密切相关性时，在积极治疗眼部疾病的同时，不可忽视全身病的治疗。

参考文献

1. TAKAYASU M. A case with peculiar changes of the retinal central vessels. Acta Opthalmic Society Japan，1908，12：554-555.

2. PÉREZ-GARCÍA C N，OLMOS C，VIVAS D，et al. IgG4-aortitis among thoracic aortic aneurysms. Heart，2019，105（20）：1-7.

3. Umehara II，Okazaki K，Masaki Y，et al. Comprehensive diagnostic criteria for IgG4-related diseasc（IgG4-RD），2011. Mod Rheumatol，2012，22（1）：21-30.

4. 中华医学会风湿病学分会 . 大动脉炎诊治指南草案 . 中华风湿病学杂志，2004，3：502-504.

5. CLIFFORD A H，ARAFAT A. Outcomes among 196 patients with non-infectious proximal aortitis. Arthritis Rheumatol，2019，71（12）：2112-2120.

6. HERNANDEZ-RODRIGUEZ J，HOFFMAN G S. Updating single-organ vasculitis. Curr Opin Rheumatol，2012，24（1）：38-45.

7. 黄敏慧，郜忠海，林列兴，等 . 颈动脉狭窄患者眼缺血表现及其影响因素分析 . 中华眼底病杂志，2014，30（5）：473-476.

8. 张继濂，郭佳，梁晓颖 . 低灌注视网膜病变荧光素眼底血管造影 27 例临床分析 . 中华眼底病杂志，2004，20（2）：84-86.

9. PARK W，BAEK Y Y，KIM J，et al. Arg-Leu-Tyr-Glu suppresses retinal endothelial permeability and choroidal neovascularization by inhibiting the vegf receptor 2 signaling pathway．Biomol Ther（Seoul），2019，27（5）：474-483.

10. KNOD J L，CRAWFORD K，DUSING M，et al. Angiogenesis and vascular endothelial growth factor － a expression associated with inflammation in pediatric crohn's disease. J Gastrointest Surg，2016，20（3）：624-630.

11. FLAMENDORF J，FINE H F. Pharmacotherapy for treatment and prevention of proliferative diabetic retinopathy. Curr Ophthalmol Rep，2014，2（4）：175-183.

（游志鹏　谢琳　毛子清）

笔记

002　大孔径特发性黄斑裂孔 1 例

病历摘要

患者，女，66 岁。主诉：右眼视力下降伴视物变形半年余。患者近半年来，右眼视物模糊，视力逐渐下降伴视物变形，无眼红、眼痛、畏光、流泪等不适，为明确诊断来我院就诊，门诊以黄斑裂孔收入院。

[既往史]　2 年前左眼行翼状胬肉切除术。

[体格检查]　未见明显异常。

[专科检查]　① VOD 0.06，VOS 0.04。②双眼鼻侧球结膜局限增生隆起侵及角膜 3 mm，角膜透明，前房中深，虹膜纹理清晰，瞳孔对光反射灵敏，晶状体核黄色，皮质灰白色浑浊，玻璃体絮状浑浊。③双眼底：视盘界清，色淡红，黄斑区均有约 1/2 PD 裂孔。④ TOD 13 mmHg，TOS 14 mmHg。⑤双眼光学相干断层成像（optical coherence tomography，OCT）检查示右眼黄斑区中心凹神经上皮层全层缺损，最宽底径约 1138 μm，两侧网膜囊样水肿；左眼黄斑中心凹神经上皮全层缺损，最宽底径约 1277 μm，周围神经上皮层内可见囊样水肿（图 2-1）。⑥双眼 B 超检查示玻璃体浑浊声像（图 2-2）。

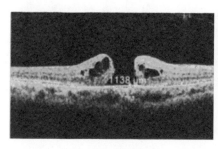
A：右眼黄斑

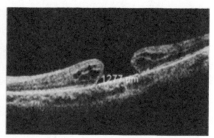
B：左眼黄斑

图 2-1　OCT 检查

11

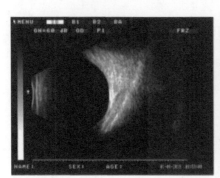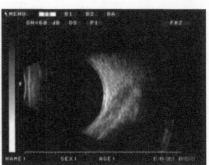

图 2-2 双眼 B 超检查

[其他检查] 血常规及血生化检查结果未见明显异常。

[初步诊断] ①双眼黄斑裂孔；②双眼翼状胬肉；③双眼老年性白内障。

[治疗及转归] 入院后经常规术前检查及准备，在局部麻醉下行右眼后入路玻璃体切割＋内界膜剥除（图 2-3，图 2-4）。术后给予局部抗感染治疗。术后定期复查右眼黄斑部 OCT（图 2-5）：术后第 1 天右眼黄斑 OCT 示黄斑部裂孔基本消失，黄斑区神经上皮层正常结构未形成，VOD 0.06；术后第 10 天右眼黄斑 OCT 示黄斑部裂孔完全愈合，黄斑神经上皮各层结构逐渐清晰，VOD 0.15。

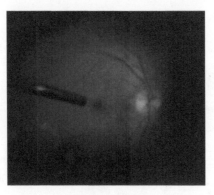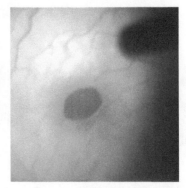

图 2-3 术中切除玻璃体　　　　　　图 2-4 术中剥除黄斑区内界膜

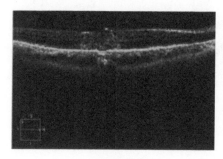 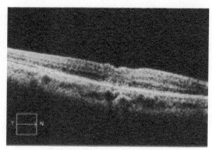

A：术后第 1 天　　　　　　　　　　B：术后第 10 天

图 2-5　术后 OCT 复查右眼黄斑

病例分析

黄斑裂孔（macular hole，MH）是指黄斑部视网膜内界膜（inner limiting membrane，ILM）至光感受器细胞层发生的组织缺损。MH 的病因包括高度近视、眼外伤等，绝大多数是特发性的，眼部无明显相关原发病变出现的视网膜黄斑区全层神经上皮的缺失。目前认为玻璃体老化产生玻璃后脱离进展为玻璃体黄斑粘连，最终可以发展成为病理性玻璃体黄斑牵拉及 MH，且这个发展过程是动态连续的。

频域 OCT 可提供更高分辨率的图像，目前是显示玻璃体视网膜界面疾病的"金标准"。其能对 MH 进行准确的分期，也用于测量 MH 的不同特征，以此来判断 MH 的闭合率、视网膜结构的改变及预后等情况。玻璃体切割术已被证明是促进裂孔闭合的最好方法。玻璃体切割联合 ILM 剥除可增加手术成功率，其可能原因：①清除了 ILM 表面附着的残余玻璃体皮质；②清除了相伴随的纤维细胞；③清除了僵硬的 ILM（相对于视网膜本身）；④引起视网膜胶质细胞增殖，有利于 MH 的收缩与修复。本例患者裂孔直径 ≥ 1000 μm，属于大孔径 MH，术中采用扩大 ILM 剥除术，术后第 1 天裂孔完全闭合，术后第 10 天黄斑部结构清晰。

专家点评

　　此病例是典型的大孔径特发性 MH，单纯的玻璃体切割术对裂孔的愈合效果欠佳，联合 ILM 剥除术能有效提高裂孔闭合率，改善患者视功能，术中注意剥除 ILM 范围及方向，避免对黄斑区视网膜造成损伤从而影响裂孔闭合。

参考文献

1. GASS J D. Idiopathic senile macular hole. Its early stages and pathogenesis. Arch Opthalmol, 1988, 106（5）：629-639.

2. BARAK Y, IHNEN M A, SCHAAL S. Spectral domain optical coherence tomography in the diagnosis and management of vitreoretinal interface pathologies. J ophthalmol, 2012, 2012（6）：876472.

3. GENG X Y, WU H Q, JIANG J H, et al. Area and volume ratios for prediction of visual outcome in idiopathic macular hole. Int J Ophthalmol, 2017, 10（8）：1255-1260.

4. 陈勇，刘向玲，宋子宣，等. 特发性黄斑裂孔 OCT 影像与术后早期视力恢复的相关性研究. 眼科新进展，2017，37（3）：275-278.

5. 刘三梅，李冬锋，李杰，等. 25 G+ 与 27G+ 玻璃体切割术治疗特发性黄斑裂孔的疗效比较. 国际眼科杂志，2017，17（7）：1293-1296.

6. KUMAGAI K, FURUKAWA M, OGINA N, et al. Incidence and factors related to macular hole reopening. Am J Ophthalmol, 2010, 149（1）：127-132.

（游志鹏　谢琳　毛子清）

003 特发性视网膜血管炎、动脉瘤和视神经视网膜炎综合征 1 例

📋 病历摘要

患者，女，47 岁。主诉：左眼视力下降 2 个月，伴红痛 1 周。

[既往史] 无糖尿病、高血压等病史。

[专科检查] ① VOD 0.3，VOS 0.1。②眼前节照相示双眼结膜轻度充血（图 3-1），角膜清亮，虹膜可见新生血管，晶体尚透明，玻璃体轻度浑浊。③眼底照相示双眼视盘边界清楚，左眼视乳头有髓神经纤维，视网膜静脉曲张，近视盘动脉管径均匀，网膜可见出血（图 3-2）。④ TOD 30 mmHg，TOS 45 mmHg。⑤ FFA 检查显示双眼视网膜血管渗漏，动静脉均有累及，视网膜动脉主干或分叉处瘤样扩张，双眼视盘渗漏明显，视网膜周边大片无灌注区及新生血管（图 3-3）。

[其他检查] 血常规、肝肾功能、血沉、输血 4 项及免疫功能 6 项均未见异常。

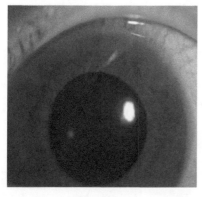 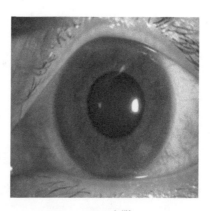

A：右眼   B：左眼

图 3-1 眼前节照相

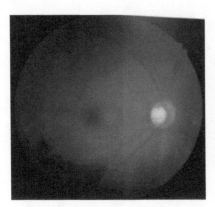

A：右眼　　　　　　　　　　　B：左眼

图 3-2　术前眼底照相

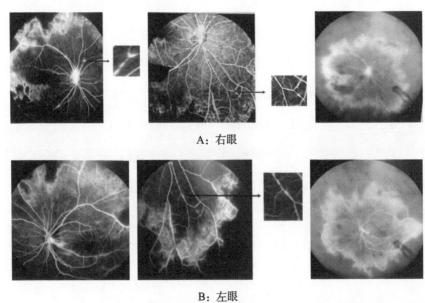

A：右眼

B：左眼

图 3-3　FFA 检查

[诊断]　特发性视网膜血管炎、动脉瘤和视神经视网膜炎（idiopathic retinal vasculitis，aneurysms and neuroretinitis，IRVAN）综合征。

[治疗及转归]　IRVAN 综合征的治疗方法包括糖皮质激素抗炎、视网膜激光封闭无灌注区、抗 VEGF 治疗视网膜新生血管，必要时

（如难以吸收的玻璃体积血）可考虑玻璃体切割术。给予本例患者视网膜激光光凝治疗，治疗后双眼视网膜血管渗漏和视盘渗漏明显减轻，未见明显新生血管渗漏；虹膜新生血管消退；视力 VOD 0.5，VOS 0.3；眼压正常，病情稳定（图 3-4，图 3-5）。

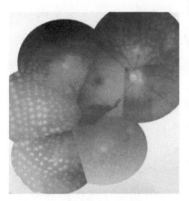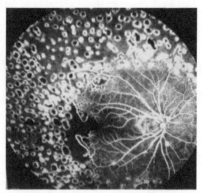

图 3-4　激光术后右眼检查

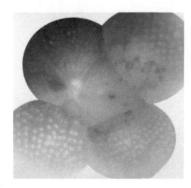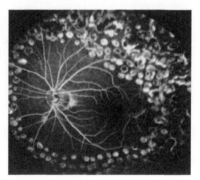

图 3-5　激光术后左眼检查

病例分析

1. 诊断。IRVAN 综合征是一种临床上比较少见的眼底疾病，又称双侧视网膜动脉炎伴多发性瘤样动脉扩张，原因不明，多发于中青年患者，女性多见，通常双眼发病，全身无异常。眼底有3个主要的临床表现：视网膜血管炎（动静脉均可受累）、视网膜动脉主干或分叉处瘤样扩张和视神经视网膜炎。具备这3个主要体征可确诊。此外，还有视网膜周边广泛无灌注区形成、视网膜新生血管和黄斑水肿3个次要表现。IRVAN的临床病程可分为5个不同的时期，即I期，大动脉瘤，渗出，视神经视网膜炎，视网膜血管炎；II期，血管造影显示毛细血管无灌注；III期，后段视盘或其他地方有新生血管，合并玻璃体积血；IV期，前段新生血管；V期，新生血管性青光眼。该患者为女性，结合病史及眼底检查，考虑患者为IRVAN综合征。该患者已出现新生血管性青光眼，为IRVAN综合征的V期。

2. 鉴别诊断。IRVAN综合征主要与视网膜动脉扩张和血管炎症性疾病相鉴别。

（1）视网膜大动脉瘤：常见于老年人，多伴有高血压、糖尿病病史。多单眼发病，后极部视网膜大动脉处动脉瘤样扩张，一般只有1个，多表现为出血或渗出，周边没有无灌注区。

（2）视网膜静脉周围炎：多见于中青年男性，病变以静脉受累为主，不伴有视网膜主干或分叉处瘤样扩张和视神经视网膜炎，此外，该病可有反复玻璃体积血发作病史。

（3）成人Coats病：可有粟粒样扩张的血管瘤，一般位于周边视网膜，伴有较多的硬性渗出，广泛的毛细血管囊样或串珠样扩张。

3. 治疗。IRVAN综合征的治疗方法包括糖皮质激素、视网膜激光、抗VEGF以及玻璃体切割术。该患者广泛的视网膜无灌注，继发虹膜新生血管及青光眼，首先考虑给予该患者视网膜激光光凝治疗，治疗后双眼视网膜血管渗漏和视盘渗漏明显减轻，虹膜新生血管消退，之后病情稳定，获得了较好的临床疗效。

笔记

专家点评

　　IRVAN 综合征病因不明，是一种临床上比较少见的眼底疾病。可根据 3 个主要的临床表现做出诊断；同时需注意与视网膜动脉扩张和血管炎症性疾病相鉴别，如视网膜大动脉瘤、视网膜静脉周围炎。本例患者临床表现典型，诊断可以明确。该病的治疗方法包括激素、视网膜激光、抗 VEGF 以及手术，本例患者激光光凝后新生血管消退、眼压正常，病情平稳，是个很好的临床结局。

参考文献

1. PICHI F，CIARDELLA A P. Imaging in the diagnosis and management of idiopathic retinal vasculitis，aneurysms，and neuroretinitis（IRVAN）. Int Ophthalmol Clin，2012，52（4）：275-282.

2. SAMUEL M A，EQUI R A，CHANG T S，et al. Idiopathic retinitis，vasculitis，aneurysms，and neuroretinitis（IRVAN）：new observations and a proposed staging system. Ophthalmology，2007，114（8）：1526-1529.

3. ROUVAS A，NIKITA E，MARKOMICHELAKIS N，et al. Idiopathic retinal vasculitis，arteriolar macroaneurysms and neuroretinitis：clinical course and treatment. J Ophthalmic Inflamm Infect，2013，3（1）：21.

4. ISHIKAWA F，OHGURO H，SATO S，et al. A case of idiopathic retinal vasculitis，aneurysm，and neuroretinitis effectively treated by steroid pulse therapy. Jpn J Ophthalmol，2006，50（2）：181-185.

5. SAWHNEY G K，PAYNE J F，RAY R，et al. Combination anti-VEGF and corticosteroid therapy for idiopathic retinal vasculitis，aneurysms，and neuroretinitis syndrome. Ophthalmic Surg Lasers Imaging Retina，2013，44（6）：599-602.

（邹玉凌　毛新帮　游志鹏）

004 多发性一过性白点综合征 1 例

病历摘要

患者，女，27岁。主诉：左眼视蒙1周。

[专科检查] ①VOD 1.0，VOS 0.6。②眼前节检查：双眼未见明显异常。③眼底照相：右眼未见明显异常；左眼眼底见视盘轻度充血，边界不清，后极部许多近似圆形、大小不等、较均匀的白色点状病灶，色淡且边界欠清，极似低功率光凝斑；中心凹未侵犯，网膜血管外观基本正常（图4-1）。④FFA检查：右眼未见明显异常（图4-2）；左眼早期可见相应白点病灶呈强荧光斑，后期可见病灶荧光素染色，视盘及后部弥漫性渗漏（图4-3）。⑤左眼视盘OCT（黄斑模式）检查：用黄斑模式扫视盘及盘周网膜病灶区显示视网膜色素上皮（retinal pigment epithelial，RPE）增厚，光带凹凸不平，说明白点病灶位于RPE和视网膜外层，提示本病主要是RPE-光感受器复合体功能异常（图4-4）。⑥视野检查示发病初期左眼视野生理盲点扩大及盘周相对性暗点（图4-5）。

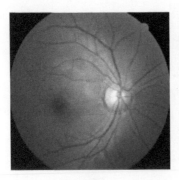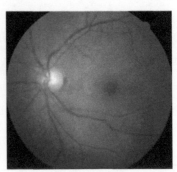

A：右眼 B：左眼

图4-1 首次就诊眼底照相

笔记

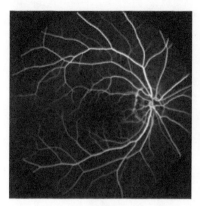

A：早期

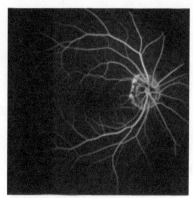

B：后期

图 4-2 首次就诊右眼 FFA 检查

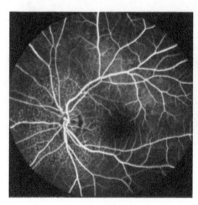

A：早期

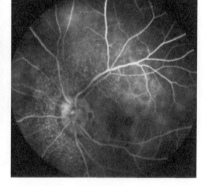

B：后期

图 4-3 首次就诊左眼 FFA 检查

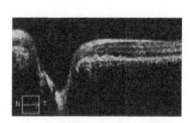

图 4-4 首次就诊左眼视盘 OCT 检查

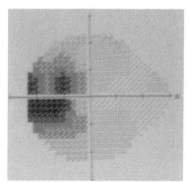

图 4-5 首次就诊左眼视野检查

笔记

[诊断]　多发性一过性白点综合征（multiple evanescent white dot syndrome，MEWDS）。

[治疗及转归]　该患者未经特殊治疗，1个月后来院复查左眼，VOS 1.0，FFA检查显示早期可见相应白点病灶的强荧光斑明显减少，后期可见视盘荧光素染色，后部弥漫性渗漏也消失（图4-6）；眼底见视盘无明显充血，边界清，后极部白色小点状病灶基本消失（图4-7）；视野检查显示盘周实性暗点明显减少（图4-8）。

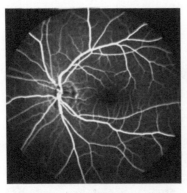

A：早期　　　　　　　　　　　　　B：后期

图4-6　复诊左眼FFA检查

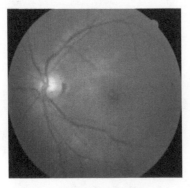

图4-7　复诊左眼眼底照相

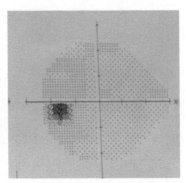

图4-8　复诊左眼视野检查

笔记

📋 病例分析

1. 诊断。MEWDS 是一种急性多灶性脉络膜视网膜病变，病因及发病机制尚不明确。其临床特点有：①多发于中青年健康女性，多单眼发病。②起病急，视力轻 - 中度下降。③视网膜深层散在边界不清的白点病灶，多位于后极部及中周部，部分可融合。④视野检查表现为生理盲点扩大。⑤急性期 FFA 早期表现为圆形或环形的强荧光斑点，晚期为强荧光染色；吲哚青绿血管造影（indocyanine green angiography，ICGA）则为与 FFA 强荧光灶相对应的斑点状弱荧光灶。⑥ OCT 表现为椭圆体（IS/OS）带紊乱、变薄，放射减弱或消失。⑦自限性，病程 4～14 周，愈合后眼底仅留有轻度色素上皮改变，视力可恢复至正常水平。该患者为年轻健康女性，单眼急性起病，视力轻度下降；眼底见后极部散在边界不清的白点病灶，视野表现为生理盲点扩大；FFA 早期表现为圆形或环形的强荧光斑点，晚期为强荧光染色；病程呈自相性，愈合后视力恢复至正常水平。结合这些临床特点，患者 MEWDS 诊断明确。

2. 鉴别诊断。MEWDS 需与以下疾病相鉴别。

（1）点状内层脉络膜病变：多见于年轻女性，大部分患者双眼发病，而仅单眼有自觉症状。临床上表现为视物模糊，旁中心暗点。无前房和玻璃体炎症表现。眼底见后极部特征性散在的灰黄色点状病灶，大小与 MEWDS 相近，位于 RPE 和内层脉络膜层面，病灶区视网膜浆液性脱离。FFA 早期点状强荧光，晚期荧光素渗漏致神经上皮脱离。愈合病灶形成萎缩斑，部分逐渐被色素所替代，少数患者黄斑中心凹旁的萎缩斑可发生视网膜下新生血管。

（2）急性视网膜色素上皮炎：同样多为年轻患者，病程与MEWDS 相似，但典型的病灶为深色素的斑点外围绕一脱色素的晕环，FFA 表现为弱荧光的斑点被一强荧光环所环绕。

（3）急性后极部多灶性鳞状色素上皮病变（acute posterior multifocal placoid pigment epitheliopathy，APMPPE）：也多见于年轻患者，临床上有视力短暂下降后迅速恢复的病程。APMPPE 多为双眼发病，眼底出现多个扁平灰白色病灶，位于 RPE 平面，较MEWDS 的斑点更大，并伴有玻璃体的炎症和视盘炎等特征。FFA 早期为遮蔽荧光，晚期为强荧光。在病变痊愈后发生广泛 RPE 改变。

3. 治疗。大多数 MEWDS 患者的病程相对短暂。眼底的白色病灶常在 1～2 周内消失，视力多在 3～10 周内恢复至发病前水平，痊愈后，眼底多不出现瘢痕，仅在黄斑残留轻微的 RPE 色素改变，FFA 检查偶见窗样缺损。该患者未经特殊治疗，随诊观察 1 个月后视力恢复到 1.0，眼底后极部白色小点状病灶基本消失，视野改善。

专家点评

MEWDS 是一种急性多灶性脉络膜视网膜病变，主要侵犯 RPE 和视网膜感光外层，病因及发病机制尚不明确。MEWDS 多发于中青年女性，单眼发病多见，眼底表现为后极部及中周部网膜深层散在边界不清的白点病灶，应注意与点状内层脉络膜病变、急性视网膜色素上皮炎等疾病相鉴别。该病具有自愈性，大部分患者预后良好，可随诊观察；如若发生黄斑下新生血管时考虑抗 VEGF 或光动力疗法。本例患者随诊观察 1 个月后视力恢复，眼底病灶消失，患者自愈。

参考文献

1. Jampol L M，Sieving P A，Pugh D，et al. Multiple evanescent white dot syndrome，I：clinical findings. Arch Ophthalmol，1984，102（5）：671-674.

2. Bhakhri R. Clinical findings and management of multiple evanescent white dot syndrome. Optom Vis Sci，2013，90（10）：e263-e268.

3. 卢宁，王光璐，张风，等. 多发性一过性白点综合征的临床观察. 中华眼底病杂志，1997，13（1）：35-36.

4. Li D，Kishi S. Restored photoreceptor outer segment damage in multiple evanescent white dot syndrome. Ophthalmology，2009，116（4）：762-770.

（邹玉凌　毛新帮　游志鹏）

005 特发性中心性浆液性脉络膜视网膜病变合并泡状视网膜脱离1例

病历摘要

患者，男，40岁。主诉：右眼视力下降1周。患者1周前无明显诱因出现右眼视物模糊，伴视物变暗及变小，无眼红、眼痛、头痛等不适，遂至我院就诊，门诊检查后收入院治疗。

[既往史] 否认外伤及眼部手术史，否认全身其他疾病史。

[体格检查] 患者一般生命体征平稳。

[专科检查] ①VOD 0.15, VOS 0.8。②双眼结膜无充血；角膜清；前房中深；虹膜纹理清晰；瞳孔圆，直径3 mm，对光反应灵敏；晶状体皮质浑浊；玻璃体轻度絮状浑浊。③眼底照相：右眼底视盘界清，色淡红，视神经乳头与乳头凹陷比（C/D）0.3，黄斑中心凹反光减弱、弥散，下方大片状视网膜青灰色隆起呈水泡状，液体随体位改变而移动，视网膜无裂孔，视网膜表面见黄白色纤维渗出灶；左眼视盘界清，色淡红，C/D 0.3，黄斑中心凹反光不清，未见明显异常（图5-1）。④TOD 13 mmHg, TOS 15 mmHg。⑤B超检查：外院结果示左眼轴2.3 cm，右眼轴2.3 cm，右眼后极部弧形隆起光带，与球壁相连，左眼未及明显异常（图5-2）；我院结果提示右眼下方球壁隆起光带，视网膜下液体随体位移动（图5-3）。⑥黄斑OCT检查：右眼见视网膜神经上皮隆起，其下液体呈无反射信号的液性暗区及少量点片状反射信号，边缘可见小片RPE脱离；左眼中心凹处未见明显异常（图5-4）。⑦FFA检查提示后极部动脉前期中心凹色素上皮脱离

伴荧光渗漏，随时间亮度逐渐增强达顶峰，并持续到造影后期。正常的脉络膜荧光消失之后仍然清晰可见，右眼下方视网膜浆液性脱离（图5-5）。⑧超声生物显微镜（ultrasound biomicroscopy，UBM）检查示双眼各象限房角开放（图5-6）。⑨视野检查：右眼视敏度下降，灰度增高；左眼视野未见明显异常（图5-7）。

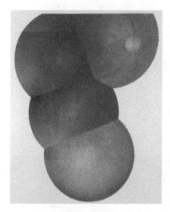
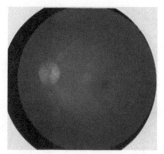

A：右眼 　　　　　　B：左眼

图 5-1　眼底照相

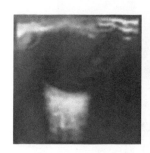
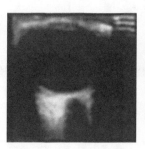
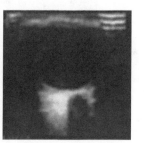

图 5-2　外院 B 超检查

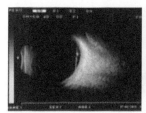
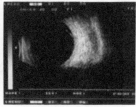

图 5-3　我院 B 超检查

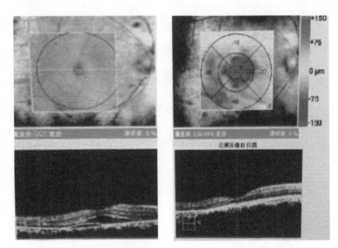

A：右眼　　　　　　　　　　　B：左眼

图 5-4　OCT 检查

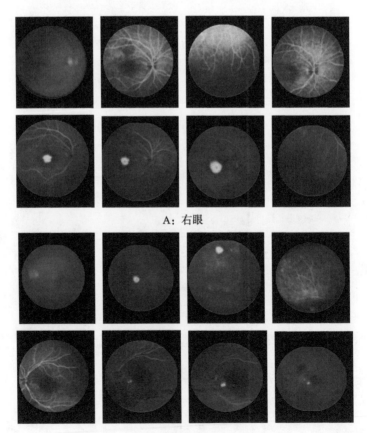

A：右眼

B：左眼

图 5-5　FFA 检查

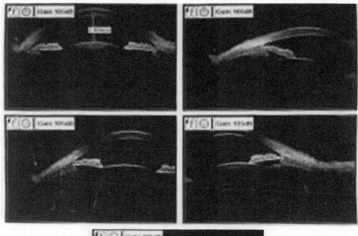

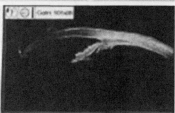

A：右眼

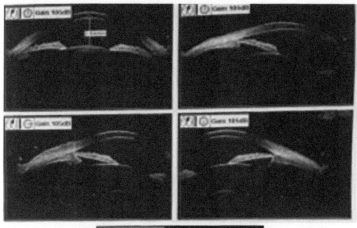

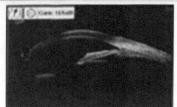

B：左眼

图 5-6 双眼 UBM 检查

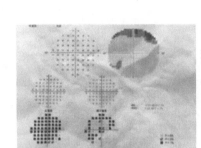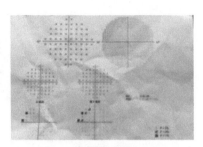

A：右眼   B：左眼

图 5-7　视野检查

[其他检查]　血生化、输血 4 项、乙肝、凝血功能、血糖血脂、免疫系统相关指标、大小便常规、胸部 X 线检查及心电图均未见异常。

[诊断]　双眼特发性中心性浆液性脉络膜视网膜病变（idiopathic central serous chorioretinopathy，ICSC）合并右眼泡性视网膜脱离。

[治疗及转归]　给予双眼光动力学治疗（photodynamic therapy，PDT）2 个月后复查。① VOD 0.5，VOS 1.0。② TOD 15 mmHg，TOS 17 mmHg。③黄斑 OCT 检查：右眼未见黄斑区神经上皮及 RPE 脱离（图 5-8）；左眼中心凹下方视网膜神经上皮浆液性脱离好转（图 5-9）。④ B 超检查提示视网膜脱离好转（图 5-10）。⑤ FFA 检查提示右眼黄斑部渗漏减轻；左眼黄斑部渗漏基本消失（5-11）。

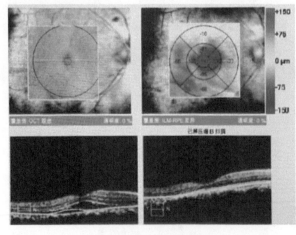

图 5-8　复查右眼黄斑 OCT

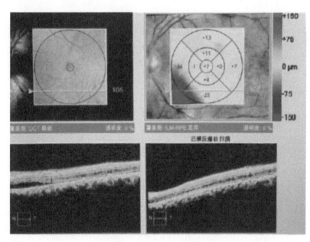

图 5-9　复查左眼黄斑 OCT

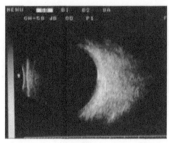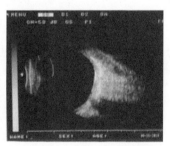

A：右眼　　　　　　　B：左眼

图 5-10　复查双眼 B 超

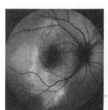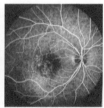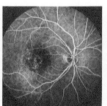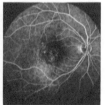

A：右眼

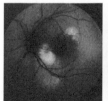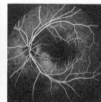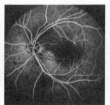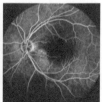

B：左眼

图 5-11　复查双眼 FFA

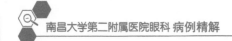
病例分析

ICSC 并发泡状视网膜脱离是 ICSC 的非典型严重表现，若将其误诊为脉络膜和视网膜的炎性病变，会使病情加重并能导致永久性的视力丧失。

ICSC 合并特发性的大泡状视网膜脱离病理过程不确定，Liegl 等认为可能是脉络膜毛细血管层的渗漏，导致局部色素上皮与 Bruch 膜之间的粘连丧失，液体进入视网膜下，在严重情况下，液体从多处渗漏点积聚，形成泡状视网膜脱离。

ICSC 应同以下疾病相鉴别：①孔源性视网膜脱离，眼底检查可以发现裂孔，同时脱离形态不因体位改变而改变；②其他渗出性视网膜脱离，包括脉络膜转移癌，一般通过间接检眼镜或三面镜的立体观察能将两者区分，肿瘤为三维的占位病变，彩超、B 超、CT 及 FFA 检查可辅助诊断；③葡萄膜炎引起的渗出性视网膜脱离，往往有免疫病病史，发病初期有神经系统症状，如头痛、耳鸣等，前房、玻璃体内有炎性细胞，眼底有视网膜炎症及视盘炎的表现等；④脉络膜渗漏综合征，此病无 RPE 脱离，FFA 显示无渗漏，但由于长期受脉络膜上腔液体的压迫，色素上皮细胞可发生萎缩与增生，形成强荧光与弱荧光相掺杂的豹纹状荧光。

本病的视网膜脱离有自行复位倾向，但通常需要半年以上，长期的视网膜脱离常引起后极部视网膜下增生和广泛的色素上皮萎缩，神经上皮层营养功能障碍可导致视功能预后不良，故早期诊断并能及时治疗，可缩短病程，保存较好的视功能。从治疗上来说，激光光凝是首选治疗方法，当视网膜下液体较多而无法使用激光治疗时，先行巩膜外放液后再行 FFA 检查，确定渗漏后再行激光治疗。紧邻黄斑中心凹的渗漏点可以采用 PDT 或经瞳孔温热疗法治疗。晚期患者进行玻璃体切除手术是促进患者视网膜复位、挽救其部分视力的安全有效方法。糖皮质激素对本病是禁用的，因其能破坏血 - 视网膜屏障并抑制 RPE 的修复。

专家点评

　　虽然 ICSC 合并大泡状视网膜脱离在临床上比较少见，但错误的诊断会导致错误的治疗方案，从而使病情恶化甚至视力丧失，特别是糖皮质激素的不恰当应用会通过几种机制来加重病情的发展。虽然这种疾病可以自愈，但大部分会影响视力，在发现的早期可给予激光治疗，当激光不适用时可以选择放液、玻璃体腔内注气、冷凝、加压（drain-air-cryotherapy-explants，DACE）或玻璃体切除手术治疗，同时补充激光治疗，可达到满意的效果。

参考文献

1. LIEGL R，ULBIG M W. Central serous chorioretinopathy. Ophthalmologica，2014，232（2）：65-76.

2. TAKAYAMA K，MURAOKA T，NAKAMURA K，et al. Solitary pigment epithelial lesion accompanied by uveal effusion with bullous retinal detachment. Nihon Ganka Gakkai Zasshi，2013，117（7）：554-557.

3. JOHN V J，MANDELCORN E D，ALBINI T A. Internal drainage for chronic macula-involving serous retinal detachment in idiopathic central serous chorioretinopathy. Int Ophthalmol，2014，34（1）：91-95.

4. BOSCIA F，RECCHIMURZO N，CARDASCIA N，et al. Macular hole following conventional repair of bullous retinal detachment using air injection （D-ACE procedure）. Eur J Ophthalmol，2004，14（6）：572-574.

（游志鹏　付书华　王楠叶）

006 内源性真菌性眼内炎（热带假丝酵母菌感染）1 例

病历摘要

患者，女，64 岁。主诉：左眼视物模糊 1 月余。患者 1 个月前无明显诱因出现左眼视物模糊，偶感眼红、眼痛，无耳鸣、听力下降等不适，曾于当地医院住院 1 个月，给予局部左氧氟沙星滴眼液、妥布霉素地塞米松滴眼液及眼膏、口服地塞米松片及头孢克洛胶囊治疗，但视力进一步下降。

[既往史] 胃病、妇科病及腰椎间盘突出病史。1 个月前曾于当地医院因妇科病行有创检查。否认外伤及眼部手术史，否认全身其他疾病史。

[体格检查] 患者一般生命体征平稳。

[专科检查] ① VOD 0.8，VOS 0.1。② TOD 11 mmHg，TOS 11 mmHg。③眼前节照相：右眼未及明显异常；左眼示结膜轻度充血，数个粉尘状角膜后沉着物（keratic precipitates，KP），Tyndall（+），虹膜无前后粘连，瞳孔直径 3 mm，对光反射存在（图 6-1）。④眼底照相及 FFA 检查：右眼未见明显异常（图 6-2）；左眼示玻璃体絮状灰白色浑浊，其内可见散在绒球团块状浑浊，视网膜隐约见后极部散在孤立绒球状病灶，部分后极部血管壁染色，余窥及模糊（图 6-3）。⑤黄斑 OCT 检查：右眼未见异常；左眼示屈光间质稍浑浊，中心凹表面可见团块状高反射信号（图 6-4）。⑥玻璃体穿刺培养结果提示热带假丝酵母菌感染。

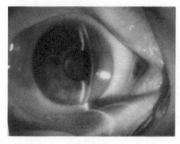
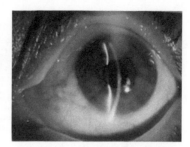

A：右眼　　　　　　　　B：左眼

图 6-1　眼前节照相

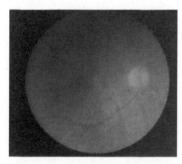
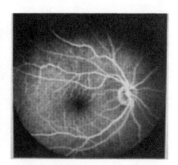

图 6-2　右眼眼底照相及 FFA 检查

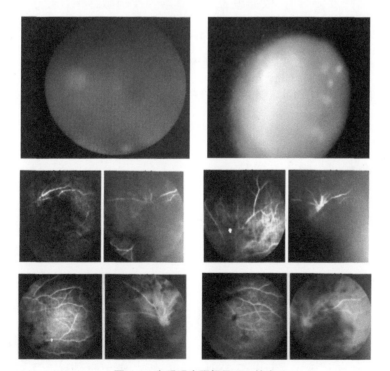

图 6-3　左眼眼底照相及 FFA 检查

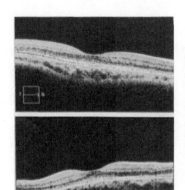 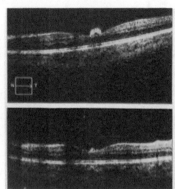

A：右眼   B：左眼

图 6-4 黄斑 OCT 检查

[其他检查] 血生化、输血 4 项、乙肝、凝血功能、血糖、血脂、免疫系统相关指标及大小便常规、全腹彩超、胸片、心电图及颅脑 CT 均未见异常。

[诊断] 内源性真菌性眼内炎（热带假丝酵母菌感染）。

[治疗及转归] 根据患者玻璃体培养及药敏结果，给予氟康唑局部及静脉给药。考虑患者玻璃体内可见大量病灶，视力下降明显，病变累及中心凹，全身给药效果缓慢，及时行玻璃体切割手术。术后 6 个月复查：VOD 0.8，VOS 0.6。

病例分析

内源性眼内炎并不多见，仅占全部眼内炎的 2% ～ 8%。西方国家患者多数由真菌引起，我国患者以细菌为主。真菌感染性眼内炎中又以白色假丝酵母菌（又称白念珠菌）占首位，其次为曲霉，更少见的有镰刀菌。西方国家及我国北方的真菌性眼内炎以念珠菌感染为主，我国南方多由霉菌致病。内源性眼内炎需与外源性眼内炎鉴别。内源性系因远距离病灶播散穿过血—眼屏障到达眼内所致感

笔记

染，外源性眼内炎常见于眼部外伤、手术后。

真菌性眼内炎病原微生物来源：据报道 36% 无法找到眼外感染病灶，能找到原发病灶的病例中，心内膜、皮肤、肝、肺、中枢神经系统以及肾和尿道等都是常见的原发病灶。

内源性真菌性眼内炎发病多有多种免疫机制下降因素参与：糖尿病、肝病、人类免疫缺陷病毒（human immunodeficiency virus，HIV）感染、多器官功能不全综合征、器官移植、癌症是常见原因。多数患者具有 3 种及以上的危险因素。亦存在免疫机制正常患者发病，与一过性菌血症、有创操作、抗菌药物滥用、整容病史（规范操作及器械消毒）等因素相关。

致病真菌多通过血液循环经睫状后短动脉进入脉络膜，引起脉络膜及视网膜受损，继而扩散进入玻璃体及眼前节。具有特征性眼底改变：后极部出现互不联系的孤立病灶，类似棉绒斑，病灶边缘呈绒线样，色灰白，玻璃体受累呈绒球样、串珠样浑浊，根据致病菌毒力、病情进展，伴有不同严重程度的眼前节炎症改变。造影能提供一定诊断依据，造影早期后极部表现为视网膜血管炎或脉络膜炎，一般周边血管不受累。

真菌性眼内炎虽不常见，但若不提高警惕，对表现为亚急性或慢性眼内炎症的病例不做全面检查了解病因，就按非感染性葡萄膜炎长期使用激素治疗，将促使病情持续恶化，最后将导致失明。对于出现下列情况者应高度怀疑真菌感染：①全葡萄膜炎，经大剂量糖皮质激素治疗无效；②视网膜血管炎，后极部出现一个或多个白色的边界清楚的脉络膜视网膜浸润病灶，发展较缓慢；③玻璃体出现白色串珠样、绒球团状浑浊。

专家点评

高度怀疑真菌性眼内炎者,应尽早采用抽取房水或玻璃体培养,眼内液的涂片及培养能帮助确诊。当病变处于视网膜脉络膜炎阶段,可仅用全身抗真菌药治疗,如氟康唑;发展到眼内炎玻璃体浑浊时,宜加用玻璃体腔注药,如两性霉素。如玻璃体浑浊重,或对上述治疗反应不佳,或病变将累及中心凹时,应及时行玻璃体手术,以求迅速控制炎症,尽可能多地保护视功能。

参考文献

1. CONNELL P P, O'NEILL E C, FABINYI D, et al. Endogenous endophthalmitis: 10-year experience at a tertiary referral centre. Eye (Lond), 2011, 25 (1): 66-72.

2. ZHANG H, LIU Z. Endogenous endophthalmitis: a 10-year review of culture-positive cases in northern China. Ocul Immunol Inflamm, 2010, 18 (2): 133-138.

3. DUAN F, YANG Y, YUAN Z, et al. Clinical features and visual acuity outcomes in culture-positive endogenous fungal endophthalmitis in southern China. J Ophthalmol, 2017, 2017: 3483497.

4. BJERRUM S S, LA COUR M. 59 eyes with endogenous endophthalmitis-causes, outcomes and mortality in a Danish population between, 2000 and 2016. Graefes Arch Clin Exp Ophthalmol, 2017, 255 (10): 2023-2027.

5. TAKEBAYASHI H, MIZOTA A, TANAKA M. Relation between stage of endogenous fungal endophthalmitis and prognosis. Graefes Arch Clin Exp Ophthalmol, 2006, 244 (7): 816-820.

(游志鹏　付书华　王楠叶)

007　合并霍奇金淋巴瘤的伪装综合征1例

病历摘要

患者，男，37岁。主诉：左眼视物模糊1个月。患者于1个月前无明显诱因感左眼视物模糊，无眼红、眼痛，无畏光、流泪。外院OCT检查示左眼黄斑区视网膜神经上皮层脱离（图7-1）。B超检查左眼未见明显异常（图7-2）。怀疑为左眼原田综合征，予百力特眼液治疗，无明显好转。后来我院就诊，门诊以左眼葡萄膜炎收入院。

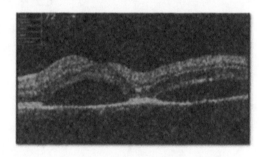

图 7-1　外院 OCT 检查

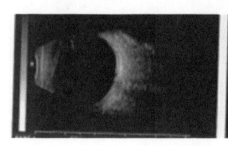
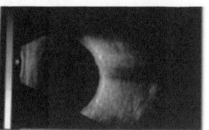

图 7-2　双眼 B 超检查

[专科检查]　①VOD 1.2，VOS 0.25。②TOD 16 mmHg，TOS 12 mmHg。③眼前节照相：右眼未见明显异常；左眼结膜无充血，角膜尚清，下方可见少量羊脂样KP，房水闪辉，前房中深，Tyndall（+++），虹膜纹理清晰，瞳孔药物性散大，晶状体皮质透明，前

囊见少量色素沉着，玻璃体絮状浑浊（图 7-3）。④眼底照相：视盘界欠清、水肿，可见后极部多个散在黄白色病灶，黄斑亮点消失（图 7-4）。⑤ FFA 检查：视盘毛细血管扩张，造影时间延长，视网膜小血管荧光渗漏明显，下方周边视网膜见不规则斑驳样强荧光，后期整个视网膜呈均匀欠一、云雾状荧光，后极部见不规则视网膜下荧光积存，视盘强染色。左眼造影中晚期周边部视网膜团块样渗漏，后极部神经上皮脱离，视盘渗漏，未见血管壁渗漏（图 7-5）。

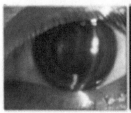 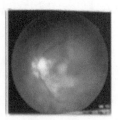

图 7-3　眼前节照相　　　　　　图 7-4　眼底照相

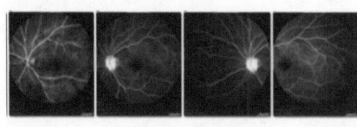

图 7-5　FFA 检查

[其他检查]　①血常规：白细胞 3.16×10^9/L，淋巴细胞绝对值 0.88×10^9/L，嗜酸性粒细胞 0.03×10^9/L，红细胞沉降率 12 mmol/L。②葡萄糖测定（血清）+ 肝功能Ⅰ + 肾功能Ⅰ + 电解质Ⅰ（血清）：碱性磷酸酶 118.69 U/L，视黄醇结合蛋白 70.09 mg/L，钠 135.80 mmol/L；丙型肝炎抗体、戊肝抗体、HIV 抗体、梅毒抗体均（−）。③ ANA 谱、ANACA 谱：免疫球蛋白 IgG 17.30 g/L（参考值 7 ～ 16 g/L），免疫球蛋白 IgA 及 IgM、血清补体 C3 及 C4、C- 反应蛋白、抗链球

菌溶血素"O"、类风湿因子、抗 ds-DNA 抗体、抗核抗体、抗双链 DNA 抗体、抗着丝点抗体、抗细胞质抗体、抗环瓜氨酸多肽抗体、抗中性粒细胞质抗体核周围型、抗中性粒细胞质抗体核包浆型、抗髓过氧化物酶抗体、抗蛋白酶 3 抗体均（－）。④胸部 X 线检查示右上纵隔影增宽。

[诊疗经过]　予以妥布霉素地塞米松滴眼液抗感染、复方托吡卡胺滴眼液散瞳、全身氢化可的松 40 mg 静脉注射 2 天治疗，左眼裸眼视力下降到 0.05，遂停止用药。

继续完善相关辅助检查，胸部 CT 示双肺上叶、右肺中叶胸膜下少许纤维、增殖灶。纵隔多发增大、肿大淋巴结。颈部 CT 平扫示颈根部及右侧锁骨上窝多发肿大淋巴结。全身查体右侧颈部可触及肿大淋巴结。

追问病史，发现患者右侧颈部肿块已有 3 年余，遂请甲状腺外科会诊行右颈淋巴结穿刺术示（右颈淋巴结）非霍奇金淋巴瘤不能除外。颈部肿块切除＋活检，免疫组化提示（右颈部）淋巴细胞丰富型经典霍奇金淋巴瘤（图 7-6）：CD23（－）、CD20（－）、PAX5（－）、CD3（－）、CD5（－）、Bcl-2（＋）、Bcl-6（＋）、CD10（－）、MUM-1（＋）、CD30（＋）、ALK（－）、CD15（＋）、OCT-2（＋）、LCA（－）、Ki-67 大细胞（＋）。CD21 示不规则滤泡树突状细胞（follicle dendritic cell，FDC）网。原位杂交 EBER（－）。进一步抽血检查：EB 病毒衣壳抗体 IgG（＋），CD19$^+$ 3%（参考值：5%～18%），TH/S 1.09（参考值：1.4～2.0），CD3$^+$、CD3$^+$CD4$^+$、CD16$^+$CD56$^+$、CD3$^+$CD8$^+$ 均（－），甲胎蛋白、癌胚抗原、铁蛋白、糖类抗原 -199 均（－）。

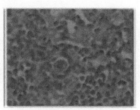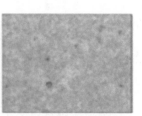

A：镜下见淋巴结构　　　B：镜下呈"爆米花"型　　　C：CD30 大细胞阳性
消失，没有正常淋巴结　　细胞，RS 细胞（×400）　　　　（×40）
结构（×40）

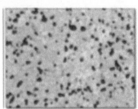

D：CD15 大细胞阳性　　　E：Ki-67 大细胞阳性
　　（×40）　　　　　　　　（×40）

图 7-6　免疫组化检查

[初步诊断]　①霍奇金淋巴瘤（经典型，Ⅲa 期）；②左眼伪装综合征。

[治疗及转归]　经过 1 个疗程多柔吡星＋博来霉素＋长春碱＋氮烯咪胺联合（adriamycin-bleomycin-vincristine-dacarbazine，ABVD）化疗方案，第 2 个月复查：右眼未见明显异常；VOS 0.6，左眼结膜无充血，角膜尚清，下方可见少量色素性 KP，前房中深，Tyndall（－），虹膜纹理清晰，瞳孔药物性散大，对光反应无，晶状体皮质浑浊，前囊见少量色素沉着，玻璃体絮状浑浊，眼底视盘界尚清，明显黄白色病灶，黄斑中心凹反光尚清（图 7-7）。经过第 8 个化疗疗程（近

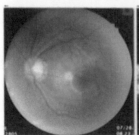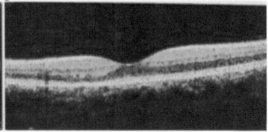

图 7-7　第 1 个全身化疗疗程结束 1 个月后的眼底照相及 OCT

5个月，总病程半年余）后，专科查体：右眼未见明显异常；VOS 1.2，左眼角膜后可见一色素样 KP，前房中深，余眼内结构未见明显异常（图7-8，图7-9）。

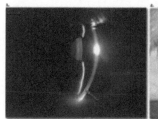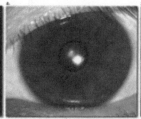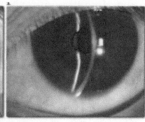

图 7-8 第 8 个疗程化疗后眼前节照相

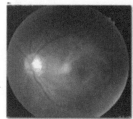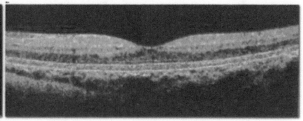

图 7-9 第 8 个疗程化疗后眼底照相及 OCT

病例分析

迄今为止，原发性眼内淋巴瘤发生机制不明确，主要包括以下几个途径：①淋巴瘤细胞的迁移，淋巴瘤细胞从淋巴结迁移至眼部或中枢神经系统，并常"居住"于 RPE、脉络膜丛及蛛网膜下；②免疫赦免，大脑和眼是免疫赦免器官，与其他具有更强免疫监督的器官、组织相比，大脑和眼易使细胞脱离止轨，从而导致肿瘤的发生；③*MYD88* 基因突变，MYD88 是一种通用的 Toll 样受体衔接蛋白，*MYD88* 基因的 L265P 位点突变后形成一种特殊的氨基酸序列，导致 B 细胞激活，从而导致 B 细胞淋巴瘤发生；④其他 EB 病毒、感染性抗原的刺激、细胞因子假说等也参与其发病。

霍奇金淋巴瘤（Hodgkin's lymphoma，HL）和非霍奇金淋巴瘤（non Hodgkin's lymphoma，NHL）均可影响眼部，表现为眼内的炎症。眼内 HL 少见，通常出现在疾病的晚期，是一种罕见的眼部恶性肿瘤，其在眼部常伪装成葡萄膜炎，诊断具有挑战性。眼底自发荧光（fundus autofluorescence，FAF）、FFA 和 OCT 不具有特征性，但可作为预后评估的手段。眼部组织活检是诊断的"金标准"，细胞学、免疫组织化学、流式细胞分析、细胞因子及分子病理学检测联合使用能提高诊断率。HL 一般不伴眼内淋巴瘤，眼内淋巴瘤多属NHL。眼内 NHL 有 3 种表现：①原发于中枢神经系统与眼的眼内淋巴瘤（眼内主要受侵犯组织为玻璃体与视网膜），即伪装成葡萄膜炎的伪装综合征较多见；②起于中枢神经系统外的身体他处淋巴瘤，通过血循环转移到葡萄膜，主要是脉络膜的继发性淋巴瘤；③原发于脉络膜的淋巴瘤。本病例为首诊于眼科的 HL。

HL 典型表现为无痛性淋巴结肿大，以颈部和锁骨上多发淋巴结肿大多见，超过一半以上患者有纵隔大肿块，可能没有症状或仅表现为呼吸困难、咳嗽或上腔静脉阻塞，为治愈率高的恶性肿瘤，采用化疗联合局部放疗治愈率可达 85%，ABVD 方案为 HL 的标准化疗方案之一。本病以男性较多见，颈部淋巴结侵犯最常见，ABVD可作为早期和晚期一线化疗方案。Ⅰ、Ⅱ期患者生存率明显优于Ⅲ、Ⅳ期患者。相对于 NHL 来说其播散途径多经淋巴管 - 邻近淋巴结区逐级侵犯，较少跳跃性发展，结外病变少，多数结外部位累及单个部位，依次为肺、骨、肝和胃肠道，HL 合并眼部伪装综合征表现，并以葡萄膜炎为首诊各文献中少有报道，多表现为渗出性视网膜脱离及虹膜睫状体炎，眼底可出现周边视网膜血管性病变及脉络膜视网膜病变，HL 合并葡萄膜炎存在不同种类机制学说，包括脉络膜视网膜淋巴组织直接受累、"副肿瘤血管炎"炎性反应或恶性肿瘤治疗的医源性并发症，还有 1 例报道在 HL 合并进展性副肿瘤性视网膜病变存在一种 65 kDa 视网膜蛋白反应的抗视网膜抗体，治疗方式从免疫抑制剂联合皮质类固醇激素、放疗、化疗各有报道，视力预后较好。

专家点评

本例患者视力恢复良好，虽然未行颅脑 MRI 和眼内组织活检确定其原发性眼内淋巴瘤，但在经颈部肿块病理确诊为霍奇金淋巴瘤，通过临床表现及辅助检查并予以颈部肿块切除 + 全身化疗后视力逐渐好转，能体现出其伪装综合征特点。伪装综合征临床表现的多样性和非特异性是造成误诊或漏诊的主要原因，且合并 HL 更为少见，眼科医师和肿瘤内科医师应加强对本病的认识，特别是全身应用糖皮质激素效果差的病例，要提高警惕，减少误诊率，早发现、早治疗、早处理，为患者做出正确诊疗决策。

参考文献

1. 莫春艳，张学东. 原发性眼内淋巴瘤的诊断及治疗. 眼科新进展，2017，37（6）：597-600.

2. 付晓红，陈碧君，马萍. 霍奇金淋巴瘤综合治疗的临床分析. 实用癌症杂志，2014，29（1）：93-96.

3. 李艳芬，朱海燕. 经典霍奇金淋巴瘤治疗进展. 中国实验血液学杂志，2016，24（4）：1237-1240.

4. 刘铭宇，刘爱春. 经典型霍奇金淋巴瘤的特点及治疗进展. 现代肿瘤医学，2016，24（12）：2002-2008.

5. 李艳芬，赵瑜，薄剑. 30 例结外病变霍奇金淋巴瘤的临床分析. 中国实验血液学杂志，2016，24（3）：712-716.

6. BARAK Y，IHNEN M A，SCHAAL S. Retinal involvement in uveitis associated with Hodgkin disease. Retin Cases Brief Rep，2014，8（1）：17-20.

7. MATEO-MONTOYA A，BONNEL S，WOLFF B，et al. White dots in the eye fundus revealing Hodgkin's lymphoma. Eye（Lond），2010，24（5）：934-937.

8. BARR C C，JOONDEPH H C. Retinal periphlebitis as the initial clinical finding in a patient with Hodgkin's disease. Retina，1983，3（4）：253-257.

（李国栋　肖婷婷　缪振忠　李玉生　游志鹏）

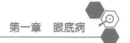

008　孤立性脉络膜血管瘤 1 例

病历摘要

患者，男，34 岁。主诉：左眼视力下降半个月。

[专科检查]　①VOD 1.0，VOS 0.8，不能矫正。②TOD 17 mmHg，TOS 12 mmHg。③右眼（－），左眼前节（－）。④眼底照相（2012 年 3 月 7 日）可见左眼黄斑部上方橘红色占位病变（图 8-1）。⑤OCT 检查见脉络膜隆起病变，黄斑部神经上皮脱离（图 8-2）。⑥红外线照相见病灶位于黄斑部上方偏颞侧，累及黄斑部（图 8-3）。⑦眼底 FFA 见病灶部位血管丰富（图 8-4）。

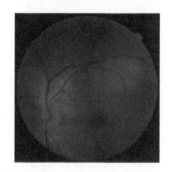

图 8-1　左眼眼底照相

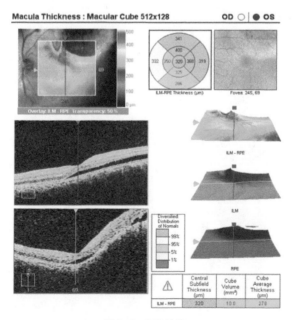

图 8-2　OCT 检查

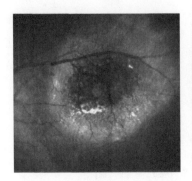
图 8-3 眼底红外线照相

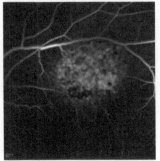
图 8-4 FFA 检查

[诊断] 左眼脉络膜血管瘤。

[治疗及转归] 左眼行全剂量 PDT，激光治疗时间 83 秒，再追加 42 秒。1 个月后复查，VOS 1.0；OCT 检查显示网膜下液吸收，病变隆起度降低；眼底照相示黄斑部偏颞上方病灶明显缩小；红外线照相示颞上方病灶明显缩小；FFA 检查显示病灶内有血管瘤残留（图 8-5）。3 个月后复查，左眼颞上方病灶内仍然可以见到橘红色病灶，OCT 检查仍然可见脉络膜隆起（图 8-6）。

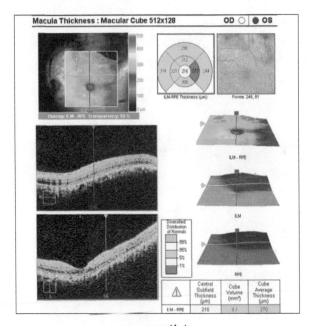
A：OCT 检查

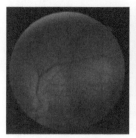

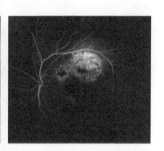

B：眼底照相　　　　　C：红外线照相　　　　　D：FFA 检查

图 8-5　初次 PDT 后 1 个月复查

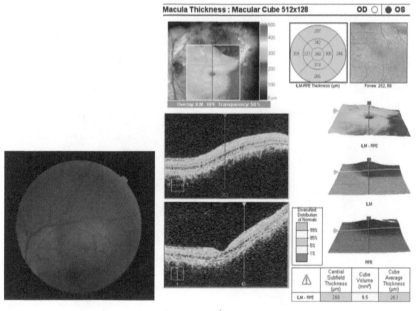

A：眼底照相　　　　　　　　B：OCT 检查

图 8-6　初次 PDT 后 3 个月复查

再次行全剂量 PDT，激光治疗时间 83 秒，追加 42 秒。治疗后 3 个月行 OCT 检查见脉络膜隆起度明显降低，VOS 1.0（图 8-7）；8 个月后复查，VOS 1.0，眼底照相见黄斑部颞上方橘红色病灶消失，FFA 检查可见颞上方大量透见荧光，OCT 检查显示脉络膜隆起不明显，视野检查见鼻下方有暗点（图 8-8）。

笔记

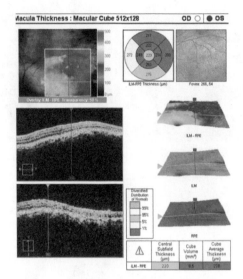

图 8-7　第 2 次行 PDT 后 3 个月复查 OCT

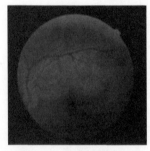

A：眼底照相

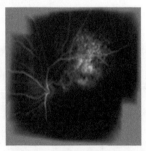

B：FFA 检查

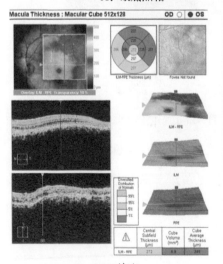

C：OCT 检查

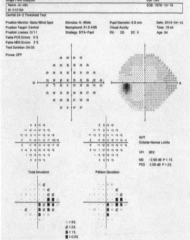

D：视野检查

图 8-8　第 2 次行 PDT 后 8 个月复查

病例分析

该患者为 36 岁青壮年男性，脉络膜血管瘤诊断明确。初次检查时已经有少量视网膜下液，经过第 1 次治疗后视网膜下液就已吸收，但是脉络膜隆起病变不能完全消失，病灶内仍然残留橘红色血管瘤病灶，经过再次 PDT 后血管瘤病灶才完全消失，说明单次 PDT 激光还不能完全达到治疗要求。

从视力恢复来看，治疗效果良好，由治疗前的 0.8，恢复到治疗后 1.0，说明早期治疗的重要性。

从治疗方法来讲，除了 PDT，还可以考虑用 532 nm 的普通激光进行脉络膜叠瓦样光凝，但是由于该激光治疗对局部组织的破坏很大，不能用于累及黄斑部的脉络膜血管瘤的治疗。叠瓦样光凝还有一个缺点是视网膜血管下的脉络膜血管瘤无法清除。PDT 可以完全清除脉络膜血管瘤组织。但从该例患者再次行 PDT 后 8 个月复查的情况看，脉络膜还是有窗样缺损，提示 PDT 也对脉络膜有损害，但是与普通 532 nm 激光治疗比较，还是要轻很多。

专家点评

脉络膜血管瘤是葡萄膜良性占位病变，如果不治疗，会导致渗出性视网膜脱离、失明。该病例初次就诊就出现了局限性视网膜神经上皮脱离。

治疗上可以用普通激光，也可以用 PDT。普通激光主要是病灶区行叠瓦样光凝，但是其对组织损伤较重，对于累及黄斑区，特别是中心凹的病灶，无法进行治疗。PDT 是一种相对损伤较小的治疗，主要利用 689 nm 的激光激活光敏剂 - 维替泊芬，产生自由基，破坏血管瘤的内皮细胞，诱发血栓形成，从而促使瘤体萎缩，只是费用高一点。脉络膜血管瘤对 PDT 激光的反应还是很敏感的。

脉络膜血管瘤是脉络膜良性肿瘤，可以治愈。

参考文献

1. 高汝龙，张国明，胡兆科，等 . 孤立性脉络膜血管瘤合并视网膜脱离的治疗 . 中国实用眼科杂志，2002，18（2）：81-82.
2. 朱瑞林，魏文斌 . 孤立性脉络膜血管瘤的治疗进展 . 国际眼科纵览，2009，33（4）：281-285，288.

（李国栋　蔡斌）

009　节段状视网膜动脉周围炎 1 例

病历摘要

患者，女，65 岁。主诉：右眼视力下降 21 天，无眼胀与眼痛，于外院行右眼颞侧视网膜激光光凝后 1 天。于 2012 年 3 月 12 日入院。

[专科检查]　① VOD 0.08，VOS 0.2；矫正 VOD 0.2，VOS 0.8。② TOD 13 mmHg，TOS 13 mmHg。③双眼外眼（−），眼前节（−），右眼玻璃体浑浊（下方浑浊更明显）。④眼底检查：左眼（−），右眼整个视网膜动脉呈现节段状改变（图 9-1）。⑤ FFA 检查示右眼循环时间正常，由于下方玻璃体浑浊，下方网膜显示不清，未见明显血管壁染色及动脉血管阻塞（图 9-2），造影晚期右眼视盘渗漏明显。

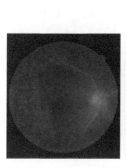
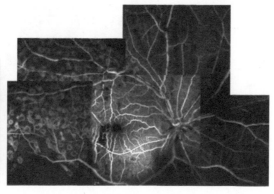

图 9-1　右眼眼底照相，见大量血管壁白鞘　　图 9-2　入院时 FFA 检查

[其他检查]　血尿常规、肝肾功能、血糖、电解质均正常，丙肝抗体 IgG 阴性、快速血浆反应素试验阴性、HIV 抗体 1/2 初筛阴性、梅毒螺旋体抗体阳性，胸后前位片正常，PPD 试验阴性。

[诊断]　节段状视网膜动脉周围炎。

[诊疗经过]　　入院后予以右眼球后注射 40 mg 曲安奈德，青霉素 G 320 万单位静滴 3 天。1 周后复查，眼底照相见血管壁白鞘好转，玻璃体稍清晰（图 9-3），FFA 检查示下方玻璃体仍然明显浑浊（图 9-4），造影晚期可见视盘渗漏（图 9-5）。2 个月后复查，VOD 0.3，矫正 VOD 0.6，右眼玻璃体浑浊明显好转，血管白鞘明显消退（图 9-6）。

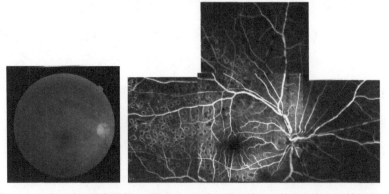

图 9-3　入院 1 周后眼底照相　　图 9-4　入院 1 周后行 FFA 检查，未见血管闭塞

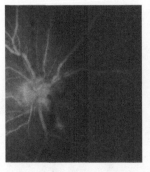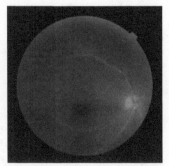

图 9-5　入院 1 周后 FFA 晚期　　图 9-6　出院后 2 个月眼底照相

病例分析

节段性视网膜动脉周围炎是临床上一个比较少见的疾病。多发生于青年人，男：女为 1.7 ：1，绝大多数（64%）为单眼发病。通

常伴有活动性葡萄膜炎，尤其是后葡萄膜炎，可能为全身病的眼部表现或眼部血管对全身某种抗原的免疫反应。主要表现为动脉壁的炎症呈节段状分布，一般单独侵犯动脉而无静脉损害，常因活动性葡萄膜炎而导致玻璃体高度浑浊。病因有结核、梅毒、系统性红斑狼疮等。该患者检查为梅毒所致，予以抗梅毒、消炎治疗后明显好转。该病主要应与视网膜中央动脉阻塞进行鉴别，中央动脉阻塞黄斑部有樱桃红色改变，周围视网膜呈现细胞内水肿，而节段状视网膜动脉周围炎没有这方面的改变。

专家点评

　　该病例从眼底检查来看，像动脉内有很多栓子，初看视网膜中央动脉阻塞诊断没有问题，但是仔细鉴别，还是可以排除的，首先右眼视网膜没有典型的细胞内水肿，其次右眼黄斑部没有樱桃红，最关键的是造影上没有动脉阻塞。此类患者需要进行全身疾病的排查，包括结核、梅毒、系统性红斑狼疮等。在治疗上，除了针对病因治疗，激素治疗对于恢复视功能也是不错的选择。

参考文献

1. 张承芬. 眼底病学. 北京：人民卫生出版社，2010：221-222.

（李国栋　游志鹏　蔡斌）

笔记

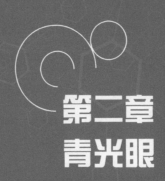

第二章
青光眼

010 "白加分"治疗缓解期急性闭角型青光眼 1 例

病史摘要

患者，女，48 岁。主诉：双眼反复眼胀、眼红 5 年，复发 5 天，自予曲伏前列素滴眼液治疗。

[专科检查] ① VOD 0.3，VOS 0.5。② TOD 17 mmHg，TOS 18 mmHg。③右眼结膜混合充血（++），角膜后色素性 KP，周边 1/4 CT，虹膜纹理欠清，节断性萎缩后粘连，瞳孔直径 8 mm，对光反应无，晶状体皮质浑浊，核Ⅳ级，玻璃体絮状浑浊，眼底视盘界清，色淡，C/D 0.7，黄斑亮点欠清。左眼结膜混合充血（++），角

笔记

膜后色素性 KP，周边 1/4 CT，虹膜节断性萎缩后粘连，瞳孔直径 8 mm，对光反应消失，晶状体核Ⅲ级，C/D 0.6。④ OCT 视盘可见视网膜神经纤维层（retinal nerve fiber layer，RNFL）：OD 58 μm，OS 99 μm（图 10-1）；OCT 黄斑：双眼大致正常（图 10-2）。⑤ A 型超声：眼轴 OD 21.97 mm，OS 21.79 mm。

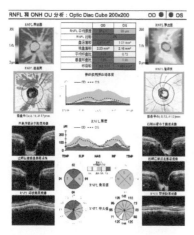
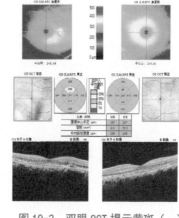

图 10-1　双眼 OCT 显示 RNFL　　　图 10-2　双眼 OCT 提示黄斑（-）

[诊断]　①急性闭角型青光眼缓解期（双眼）；②年龄相关性白内障（双眼）。

[诊疗经过]　入院后于局麻下行白内障晶状体超声乳化＋双眼房角分离＋人工晶状体（intraocular lens，IOL）植入术。术后予以妥布霉素地塞米松滴眼液及眼药膏常规用药 2 周。VOD 0.25，VOS 0.5；TOD 14 mmHg，TOS 17 mmHg。术后 6 个月复查：VOD 0.6，VOS 0.6；TOD 14 mmHg，TOS 15 mmHg（图 10-3）；双眼瞳孔 8 mm；双眼 IOL 位置正；视野检查见右眼视野大片缺损，左眼视敏度下降（图 10-4）；RNFL：OD 50 μm，OS 105 μm（图 10-5）。

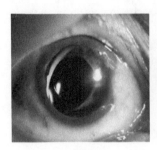

A：右眼　　　　　　　　B：左眼

图 10-3　术后 6 个月双眼检查

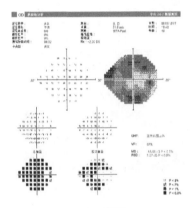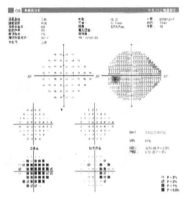

A：右眼　　　　　　　　B：左眼

图 10-4　术后 6 个月视野检查

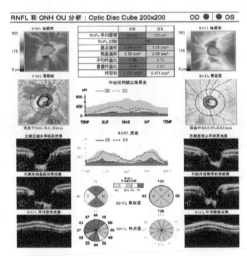

图 10-5　术后 6 个月视神经 OCT 检查

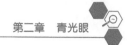

病例分析

青光眼是病理性高眼压或正常眼压并发视盘、视网膜神经纤维层损害和青光眼性视野改变的一种致盲性眼病，急性闭角型青光眼急性大发作期主要临床表现为眼压突然急剧升高，出现头痛、恶心、呕吐、虹视、眼球胀痛及视物不清等，可以致盲。传统的小梁切除术并发症相对多，如浅前房、脉络膜脱离、恶性青光眼等。切除白内障，植入 IOL，解除了眼前节结构拥挤，同时用黏弹剂及超声乳化术中房角重新开放，有利于眼压的下降，对患者视力干扰不大，恢复更快，患者的生存质量更高。

本例患者诊断时应与以下疾病相鉴别：①急性虹膜睫状体炎，这类患者一般角膜后羊脂样 KP，房水闪辉（+），可伴有纤维素性渗出，瞳孔常是缩小的，对侧眼的正常解剖结构也有利于鉴别。但本例患者前房浅、房角关闭、无纤维性渗出、瞳孔散大、对光反应无，故可排除急性虹膜睫状体炎。②原发性开角型青光眼，与急性闭角型青光眼症状体征相似之处为患眼眼压高；查体前房浅、房角关闭，可排除原发性开角型青光眼。

专家点评

急性闭角型青光眼是中国最常见的青光眼类型，在患者潜在眼前节拥挤、前房浅基础上，随着年龄增长，晶状体吸水膨胀形成白内障的过程中，进一步加重了眼前节的拥挤，导致瞳孔阻滞、青光眼的发生。由于患者是突然发病，目前房角还没有产生严重的房角粘连，在白内障超声乳化＋IOL 植入过程中，灌洗液对房角的冲刷及黏弹剂钝性分离，可以让房角重新开放，特别是 IOL 薄，替代了患者自身较厚的晶状体，解除了前房角的拥挤状态，所以白内障超声乳化＋IOL 植入术＋房角分离，能够降低急性闭角型青光眼患者的眼压。一劳永逸地解决了患者眼压高的隐患。而传统的小梁切除术，并发症较多，一部分患者眼压虽然降至正常，但是后期可能出现白内障 V 级核，手术处理很困难。白内障超声乳化＋IOL 植入术＋房角分离对于急性闭角型青光眼是一个理想的术式。

参考文献

1. 马长和 . 超声乳化白内障吸除术人工晶体植入联合小梁切除治疗白内障合并青光眼的疗效分析 . 中国医药指南，2013，11（9）：498-499.

2. 廖文江，刘贤升，闫亚红，等 . 超声乳化联合小梁切除术治疗急性闭角型青光眼合并年龄相关性白内障的疗效分析 . 眼科新进展，2014，34（12）：1184-1186.

3. 闫锡秋 . 超声乳化吸除联合房角分离术治疗急性原发闭角型青光眼合并白内障的临床效果观察 . 社区医学杂志，2015，13（8）：85-86.

4. 韦涛，梁凤康，何敏 . 超声乳化吸除联合房角分离术治疗白内障合并急性原发闭角型青光眼的效果分析 . 重庆医学，2013，42（30）：3680-3681.

5. JOLOBE O M. Drug-induced visual impairment may be a manifestation of acute angle closure glaucoma. Am J Emerg Med，2011，29（9）：1233-1234.

6. CHEN Y J, TAI M C, CHENG J H, et al. The longitudinal changes of the visual field in an Asian population with primary angle-closure glaucoma with and without an acute attack. J Ocul Pharmacol Ther，2012，28（5）：529-535.

（李国栋　李玉生）

011 睫状体光凝术治疗玻璃体切割术后继发性青光眼 1 例

病例摘要

患者，男，56 岁。主诉：左眼胀痛伴视物模糊和畏光流泪不适 20 天。外院采取布林佐胺滴眼液、噻吗洛尔滴眼液、溴莫尼定滴眼液及曲伏前列素滴眼液治疗，症状无缓解。2019 年 10 月 31 日入我科治疗。

[既往史] 2007 年左眼因视网膜脱离行玻璃体切割术 + 硅油注入术，2013 年左眼因并发性白内障行硅油取出术 + 白内障超声乳化吸除 +IOL 植入术，2014 年右眼行白内障超声乳化 +IOL 植入术。无高血压及糖尿病病史。

[体格检查] 全身情况（−）。

[专科检查] ① VOD 0.25，VOS CF/30 cm；TOD 18 mmHg，TOS T+3。②眼前节照相：右眼 IOL 眼，左眼混合充血（++）（图 11-1），巩膜无黄染，角膜水肿。③双眼角膜后 KP（−），前

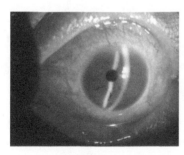 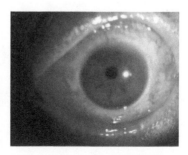

A：左眼混合充血（++）　　　　B：弥散光，可见左眼混合充血

图 11-1　术前左眼眼前节照相

房中深，房水透明，虹膜纹理尚清，瞳孔直径 3 mm，对光反应存在，IOL 位置正，双眼后极部脉络膜视网膜萎缩。④ OCT 提示后极部视网膜平复。⑤ B 超提示玻璃体硅油取出术后改变，呈现大量点状高回声。⑥ A 超眼轴右眼 31.32 mm，左眼 31.33 mm。

[其他检查]　血常规（－），尿常规（－），纤维蛋白原浓度 3.15 g/L，活化部分凝血时间 30 秒，凝血酶原时间 11.5 秒，凝血酶时间 17.4 秒。肝肾功能（－），肝炎（－），HIV（－）。

[入院诊断]　①左眼继发性青光眼；②双眼 IOL；③双眼高度近视。

[治疗及转归]　患者入院后予以利多卡因 5 mL 球后麻醉，行左眼睫状体激光光凝术，激光波长 810 nm，激光范围：下方 180°、角膜缘后 1 mm，共 10 点，曝光时间 2 秒，功率 1.6 W，术后予以妥布霉素地塞米松滴眼液消炎及玻璃酸钠滴眼液滴眼。

术后 1 天，VOS CF/30 cm，TOS 27 mmHg。左眼混合充血，角膜轻度混浊，前房中深，房水闪辉（＋＋），虹膜纹理尚清，瞳孔直径 3 mm，对光反应存在，IOL 在位。予以左眼布林佐胺滴眼液及马来酸噻吗洛尔滴眼液，2 次/日。术后第 3 天出院时，TOS 18 mmHg。术后 6 周患者未诉眼部疼痛等不适，TOS 11 mmHg，未用降眼压滴眼液。左眼未见明显充血（图 11-2），IOL 位置好，A 超显示左眼眼轴 31.08 mm。

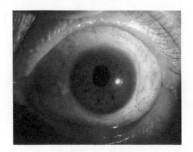

图 11-2　左眼术后 6 周显示未见充血

病例分析

　　患者为行玻璃体切割术、白内障术后水眼的高度近视患者，属于难治性青光眼。传统小梁切除术，在切开小梁后会出现顽固低眼压，切除虹膜根部困难，容易诱发驱逐性脉络膜上腔出血；青光眼阀植入术由于滤过量很难控制，有可能诱发迟发性脉络膜上腔出血，术中、术后眼压太低，容易导致视网膜脱离复发。而透巩膜睫状体激光光凝术中眼压波动不大，是一种安全的治疗方法。

　　睫状体光凝术中需控制激光剂量及范围，若过度光凝可能导致低眼压、眼球萎缩。激光功率一般为 1.5～2.5 W，一般以低能量开始逐渐调高能量，以能听到轻微爆破声时的最低能量进行治疗。照射时间 1.0～2.0 秒，治疗范围要适度。尽可能避开 3 点和 9 点角膜缘。对有视力的患眼，应遵循低能量、小范围的原则，用不同激光参数进行治疗。

专家点评

　　高度近视眼患者巩膜相对较薄，同时眼轴长，玻璃体切割术后水眼，伴有眼压高、继发性青光眼，常规手术治疗难度大，风险高。不管是常规小梁切除术，还是青光眼引流阀植入术，都容易诱发脉络膜上腔出血，要在保证安全的情况下，把眼压降低，手术方式选择尤为重要。

　　透巩膜睫状体光凝术由于不进入前房，无诱发脉络膜上腔出血的风险。该术式虽属于睫状体破坏术之一，但是由于该术式不影响

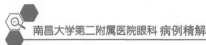

视网膜的功能，只要能够掌握好激光剂量，不会引起顽固性低眼压，同时该例患者视功能本身也很差，因而该术式对于处理该病例这种高度近视伴水眼、视力差的患者，是一种不错的办法。

参考文献

1. 葛坚. 临床青光眼. 北京：人民卫生出版社，2016.

2. 底煜，归东海，聂庆珠，等. 810 nm 激光睫状体光凝治疗难治性青光眼的疗效. 国际眼科杂志，2013，13（3）：515-516.

（李国栋　吴罗玲）

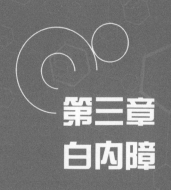

第三章
白内障

012 真性晶状体囊膜剥脱综合征1例

病历摘要

患者，男，50岁。主诉：右眼无痛性渐进性视力下降4年。患者自诉4年前无明显诱因开始出现视物模糊，无眼红、眼痛、流泪等伴随不适。自行药物治疗，疗效不明显。为求诊治遂来我院眼科就诊。我院门诊以双眼老年性白内障收入住院。

[既往史] 患者既往身体一般。否认高血压、糖尿病、冠心病、肾病及肝炎等病史。否认有葡萄膜炎及眼部手术外伤史。否认接触高温、高热环境。否认输血史。否认药物、食物过敏史。否认家族遗传性疾病史。

[体格检查] 患者生命体征正常,体温36.0℃,脉搏78次/分,呼吸20次/分,血压140/84 mmHg。发育正常,营养中等,神志清楚,查体合作。全身皮肤黏膜正常,浅表淋巴结无肿大,巩膜无黄染。心、肺、腹检查未见明显异常。双下肢无明显水肿。

[专科检查] ①VOD 0.2,VOS 0.8。②右眼结膜无充血,角膜透明,前房中深,周边约1/2 CT,Tyn(-),虹膜表面及晶体表面未见灰白色絮状物沉着,颞侧瞳孔缘部分色素脱失,瞳孔圆,直径约3 mm,光反射灵敏,晶状体浑浊,N2C4P2,散瞳检查见晶状体前囊膜中央区约5 mm表面有半透明灰白色膜状物附着部分剥脱、卷曲游离于前房,晶体表面少量色素沉着(图12-1),眼底检查见视盘色泽正常,边界清楚,C/D为0.3,黄斑中心凹反射(+)(图12-2);左眼结膜无充血,角膜透明,前房中深,周边约1/2 CT,Tyn(-),瞳孔圆,直径约3 mm,光反射可,晶状体透明,散瞳检查前囊透明光滑,眼底检查见视盘色泽正常,边界清楚,C/D为0.3,黄斑中心凹反射(+)。③眼压:双眼15.0 mmHg。④房角镜检查:双眼前房角镜检查示房角开放,小梁网未见白色碎屑样物质沉着。

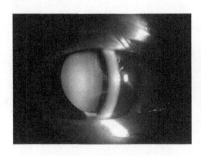
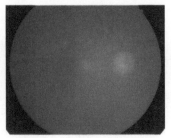

图12-1 右眼眼节段照相　　　　图12-2 右眼眼底照相

[其他检查] 血常规、肝肾功能、电解质、血糖等检查结果正常。心电图、胸片结果大致正常。

[诊断]　①右眼真性晶状体囊膜剥脱；②右眼年龄相关性白内障。

[治疗及转归]　局麻下行右眼白内障超乳联合人工晶体植入术。术前嘱患者使用左氧氟沙星滴眼液滴右眼 4 次 / 日，连续使用 1 周。因患者有看近的需求，且不愿意配戴老花眼镜，遂为患者选择了区域折射型人工晶体。术后第 1 天 VOD 0.8，右眼结膜轻度充血，角膜清，前房中深，瞳孔圆，人工晶体位正、透明，TOD 15.0 mmHg（图 12-3）。术后予妥布霉素地塞米松滴眼液滴右眼 4 次 / 日，左氧氟沙星滴眼液滴右眼 4 次 / 日，妥布霉素地塞米松眼膏涂右眼每晚 1 次。随访 3 个月，视力稳定。

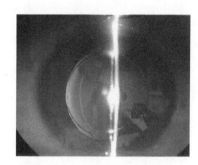

图 12-3　右眼术后人工晶体位正

病例分析

真性剥脱是一种较少见的眼科疾病，特点为裂隙灯显微镜下可见晶状体前囊膜板层分离，卷曲透明的囊膜在房水中漂浮，且常合并晶状体浑浊。其确切病因尚不明确，可能与长期高温环境下工作、热辐射、红外线辐射、外伤、炎症、特发性、年龄及远视屈光状态等因素相关，多见于吹玻璃工人、铁匠和炼钢工人等。其发病机制可能是虹膜吸收热量并传导至晶状体前囊膜下的上皮细胞，引起上皮细胞退行性变，最终导致囊膜板层分离。也有研究发现眼外伤、葡萄膜炎、单纯疱疹性角膜炎、内眼手术、退行性变等也与此病相关。

1922 年真性剥脱首次由 Elschnig 在 1 名经常暴露于高温环境的

笔记

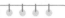
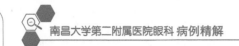
吹玻璃工人眼中发现并报道，当时未能与假性剥脱相区别。1954年
Dvorak-Theobald首次将真性剥脱与假性剥脱进行区分。

真性剥脱的体征：①晶体前囊膜板层脱离，好发于鼻侧或颞侧
虹膜后方囊膜。②常伴发晶状体前悬韧带的断裂、晶状体脱位或半
脱位、晶状体浑浊、剥脱囊膜表面色素沉着。治疗：对不伴有功能
损害者不需特别治疗，在白内障手术过程中需警惕晶状体不全脱位、
悬韧带的异常等，避免并发症的发生。

剥脱综合征（假性剥脱）是一类常伴发青光眼的累及广泛的基
底膜疾病。表现为晶状体前囊膜表面白色沉积物可逐渐融合形成膜
状物，瞳孔缘、虹膜表面、晶状体囊膜表面、小梁网、悬韧带及睫
状体表面广泛的白色碎屑样物质沉着，但前囊膜始终保持完整而不
会发生板层剥离，故称为假性剥脱。由于晶状体前囊膜、悬韧带受
累，碎屑样沉积物堆积堵塞小梁网易引起青光眼、白内障、晶状体
脱位等并发症。而真性剥脱无眼部白色碎屑样物质沉着，与青光眼、
晶状体脱位的发生无相关性。

近年来，国外多项研究表明，赖氨酰氧化酶样基因1（lysyl
oxidase-like 1，LOXL1）的基因突变与剥脱综合征具有较强的关联。
剥脱综合征患者散瞳后，典型的临床表现为"牛眼状"改变，即晶
状体前囊膜分3个不同的区带：中央的盘状区、周边的颗粒层带及
介于两者之间的相对透明的清洁区。不伴有功能损害不需特别治疗，
由于常伴有晶状体悬韧带受累，会合并晶体脱位，在白内障手术
中要特别小心。①剥脱综合征与开角型青光眼相关，文献报道大约
25%的剥脱综合征患者眼压升高，其中约1/3发展为青光眼。其机
制可能是虹膜与晶体表面的摩擦导致灰白色剥脱物质及虹膜上皮色
素脱落，房水蛋白浓度升高，堵塞小梁网，葡萄膜巩膜途径，导致

眼压升高。合并剥脱综合征的青光眼患者平均眼压高于开角性青光眼患者，更容易出现视野损害、视神经的损伤，对降眼压药物疗效更差，更需要手术的早期介入。②剥脱综合征也与闭角型青光眼相关。其机制为剥脱物质导致瞳孔后粘连，虹膜厚度增加，弹性下降，导致瞳孔阻滞；或剥脱物质导致晶体悬韧带的变性和损伤，引起晶状体不全脱位，导致继发性青光眼。

此外，真性剥脱还应与并发性白内障相鉴别。后者是由于眼部的炎症或退行性病变，使晶状体发生营养或代谢障碍而变浑浊，多为囊膜下浑浊，呈玫瑰花瓣状、网状、点状、条状或弥漫性，常有水疱及水裂，后皮质有彩虹样光泽。常见于葡萄膜炎、视网膜色素变性、视网膜脱离、晚期青光眼、眼内肿瘤、眼压过低、高度近视等。

专家点评

真性剥脱临床中不多见，一般不需特别处理。晶状体前囊膜的脱离发生在瞳孔中央，检查时比较容易发现，有时剥脱的前囊膜位于虹膜的后方裂隙灯，检查时容易忽略。因此，术前晶状体检查需充分散瞳，明确剥脱的范围。合并白内障影响视力时需行白内障摘除手术治疗。由于真性剥脱常伴发晶状体悬韧带的异常，白内障手术术中撕囊时应尽量连续环形撕囊，前囊囊口不宜太大，若发现合并晶状体不全脱位，可植入囊袋张力环，预后一般良好。剥脱综合征常伴发高眼压青光眼和晶状体悬韧带的异常，术前房角镜检查房角是否伴有剥脱物质或色素物质沉着有助于诊断。可使用降眼压药物控制眼压，合并白内障需行白内障手术，同样需注意晶状体脱位的可能，术前充分检查，尽量避免手术的并发症。

参考文献

1. RITCH R, SCHLOTZER-SCHREHARDT U. Exfoliation syndrome. Surv Ophthalmol, 2001, 45 (4): 265-315.

2. 李弘，苏静，邹欣，等. 剥脱综合征晶状体上皮细胞凋亡与增生特性的研究. 眼科新进展，2008, 28 (5): 347-352.

3. MEADES K, VERSACE P. True exfoliation of the lens capsule. Aust Ophthalmol, 1992, 20 (4): 347-348.

4. KARP C L, FAZIO J R, CULBERTSON W W, et al. True exfoliation of the lens capsule .Arch Ophthalmol, 1999, 117 (8): 1078-1080.

5. MIYAZAKI M, KUBOTA T, KUBO M, et al. The prevalence of pseudoexfoliation syndrome in a Japanese population: the Hisayama study. J Glaucoma, 2005, 14 (6): 482-484.

6. RIFFLE J. Floating anterior lens capsule: an unusual case of true exfoliation. Digit J Ophthalmol, 2010, 16 (4): 17-19.

7. OHARAZAWA H, SUZUKI H, MATSUI H, et al. Two cases of true exfoliation of the lens capsule after cataract surgery. J Nippon Med Sch, 2007, 74 (1): 55-60.

8. COOKE C A, LUM D J, WHEELDON C E, et al. Surgical approach, histopathology, and pathogenesis in cataract associated with true lens exfoliation. J Cataract Refract Surg, 2007, 33 (4): 735-738.

9. YAMAMOTO N, MIYAGAWA A. True exfoliation of the lens capsule following uveitis. Graefe's Arch Clin Exp Ophthalmol, 2000, 238 (12): 1009-1010.

10. CASHWELL LF J R, HOLLEMAN I L, WEAVER R G, et al. Idiopathic true exfoliation of the lens capsule. Ophthalmology, 1989, 96 (3): 348-351.

11. RITCH R, SCHLOTZER-SCHREHARDT U, KONSTAS A G. Why is glaucoma associated with exfoliation syndrome？ Pro Retin Eye Res, 2003, 22 (3): 253-275.

12. NAUMANN C A, SCHLOTZER-SCHREHARDT U, KUCHLE M. Pseudoexfoliation syndrome for the comprehensive ophthalmologist. Intraocular and systemic manifestations. Ophthalmology, 1998, 105 (6): 951-968.

13. Vesti E, KivelA T. Exfoliation syndrome and exfoliation glaucoma. Prog Retin Eye Res, 2000, 19 (3): 345-368.

笔记

14. SCHLOTZER-SCHREHARDT U，NAUMANN G O. A histopathologle study of zonular instability in pseudoexfoliation syndrome. Am J Ophthalmology，1994，118 (6)：730-743.

15. 陈玲，王宁利. 囊膜剥脱综合征的研究进展. 中华眼科杂志，2001，46 (6)：572-576.

16. RITCH R. Exfoliation syndrome and occhidable angles. Trans Am ophthalmol Soc，1994，92：845-944.

（刘菲　仇晶晶）

笔记

013 前段大眼球 1 例

病历摘要

患者，男，57 岁。主诉：双眼视力渐降 3 年余。患者 3 年前无明显诱因出现双眼视物模糊，视力逐渐下降，尤以右眼明显，无眼红、眼痛、畏光、流泪等不适，未予特殊治疗。为改善视力至我院就诊，门诊以"并发性白内障"收入住院治疗。

[既往史] 平素体健，否认家族史。

[体格检查] 生命体征平稳，心肺腹查体未见明显异常。

[专科检查] ①VOD 光感，矫正视力无提高；VOS 0.12，矫正视力 -65 DS/-2.0 DC×85° → 0.5。②右眼角膜中央散在白色片状浑浊，角膜横径 13 mm，垂直径 12 mm，前房深大，虹膜萎缩、震颤，瞳孔圆，直径约 3 mm，对光反射迟钝，晶状体膨胀，皮质白色浑浊，核棕红色浑浊，眼底窥不入；左眼角膜下方散在白色片状浑浊，角膜横径 13 mm，垂直径 12 mm，前房深大，虹膜萎缩、震颤，瞳孔圆，直径约 3 mm，对光反射迟钝，晶状体核黄色浑浊，眼底视盘色淡红、界清，C/D 约 0.3，视网膜平伏，黄斑反光点欠清（图 13-1）。③TOD 14.0 mmHg，TOS 14.0 mmHg。④双眼及附属器 B 超检查：双眼玻璃体浑浊声像。⑤双眼 UBM 检查：双眼房角全开放，右眼前房深度 3.65 mm，左眼前房深度 3.94 mm（图 13-2）。

[其他检查] 血常规、血生化、凝血功能、输血 4 项、乙肝 6 项、常规心电图、胸部正侧位 DR 大致正常。

[诊断] 前段大眼球。

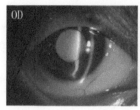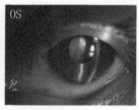

图 13-1　双眼裂隙灯检查

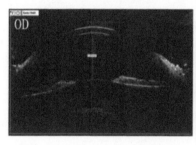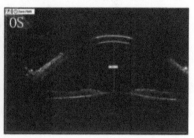

图 13-2　双眼 UBM 检查

[治疗及转归]　患者入院后给予左氧氟沙星滴眼液预防感染治疗，在局部麻醉下行右眼白内障超声乳化＋人工晶体植入术，植入 Matrix Acrylic Aurium 后房型三体式人工晶体，其光学部直径 6 mm，总长度 12.5 mm，将人工晶体良好固定于晶状体囊袋，让患者坐立约 2 分钟后，发现人工晶体向下沉，遂将人工晶体缝合固定于巩膜，术后给予局部抗感染治疗（图 13-3A）。

术后 3 周专科检查：VOD 0.5，右眼结膜充血，角膜中央散在白色片状浑浊，前房深大，虹膜萎缩、震颤，瞳孔圆，直径约 2 mm，对光反射迟钝，人工晶体位正、透明，TOD 16 mmHg（图 13-3B）。

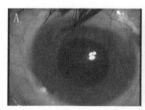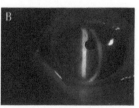

A：术中　　　　　　　　B：术后 3 周

图 13-3　右眼眼前节照相

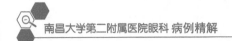

病例分析

  前段大眼球是一种罕见的、以双眼先天性角膜和眼前节增大为特征的遗传性眼病,其主要的遗传方式为 X 连锁隐性遗传。临床表现主要为双眼大角膜(直径大于 12 mm)、睫状环增大、虹膜发育不良、晶状体脱位和白内障发生时间提前。前段大眼球一般不影响视力,当出现晶状体脱位、继发性青光眼、白内障等并发症时可显著降低患者的视力。

  白内障和晶状体脱位是前段大眼球患者视力损害的主要原因,通常在 30 ～ 50 岁即可出现明显的晶状体浑浊。前段大眼球患者的白内障手术非常具有挑战性,尤其是人工晶体的选择。一般人工晶体总长度为 12 ～ 13 mm,而前段大眼球患者由于睫状环和晶状体囊袋增大,常规人工晶体植入后易出现偏心移位。国外研究显示,前段大眼球患者需植入总长度为 16 ～ 18 mm 的后房型人工晶体,而这类人工晶体需要特殊定制。本病例植入全长 12.5 mm 的常规人工晶体后出现人工晶体下沉移位,通过人工晶体悬吊术获得良好的术后效果。

专家点评

  前段大眼球是一种遗传性眼病,以双眼角膜及眼前节增大为主要临床特征。一般不影响视力,当 30 ～ 50 岁时常出现并发性白内障导致视力显著下降,这也是患者就诊的主要原因。并发性白内障的治疗主要为白内障摘除＋人工晶体植入术,由于前段大眼球导致睫状环增大，因此这类患者的人工晶体常需定制，若植入常规人工晶体建议行人工晶体悬吊固定术，可获得较稳定的术后效果。

参考文献

1. Javadi M A，Jafarinasab M R，Mirdehghan S A. Cataract surgery and intraocular lens implantation in anterior megalophthalmos. J Cataract Refract Surg，2000，26（11）：1687-1690.

2. Sati A，Murthy S I，Arjun S，et al. Anterior megalophthalmos：is visual restoration possible？ Oman J Ophthalmol，2018，11（2）：184-186.

3. Jain A K，Nawani N，Singh R. Phacoemulsification in anterior megalophthalmos：rhexis fixation technique for intraocular lens centration. Int Ophthalmol，2014，34（2）：279-284.

4. Lee G A，Hann J V，Braga-Mele R. Phacoemulsification in anterior megalophthalmos. J Cataract Refract Surg，2006，32（7）：1081-1084.

5. Vaz F M，Osher R H. Cataract surgery and anterior megalophthalmos：custom intraocular lens and special considerations. J Cataract Refract Surg，2007，33（12）：2147-2150.

（刘菲　李云）

014　人工晶体脱位 1 例

病历摘要

患者,男,44 岁。主诉:左眼白内障术后 10 年,视力下降 3 年。患者 10 年前因左眼视力下降在外院诊断为白内障,并行左眼白内障摘除 + 人工晶体植入术,术后视力恢复可。3 年前无明显诱因出现左眼视力下降,无眼红、眼痛、畏光、流泪等伴随不适。为改善视力遂来我院就诊,门诊以"左眼人工晶体脱位"收入住院治疗。

[既往史] 平素体健。2003 年外院行右眼白内障摘除 + 人工晶体植入术,20 年前外院行阑尾切除术。

[体格检查] 生命体征平稳,心肺腹查体未见明显异常。

[专科检查] ①矫正 VOD -12.5 DS → 1.0,矫正 VOS FC/10 cm。②右眼角膜透明,前房中深,Tyn(-),瞳孔圆,直径约 3 mm,对光反应存在,人工晶体位正,后囊膜轻度浑浊,眼底视盘色淡红、界清,黄斑反光点欠清;左眼鼻侧角膜浑浊水肿,角膜后色素性 KP,前房中深,前房可见人工晶体襻与鼻侧角膜内皮接触,Tyn(-),瞳孔圆,直径约 3 mm,对光反应存在,人工晶体向下方移位,后囊膜灰白色浑浊,眼底窥不清(图 14-1)。③ TOD 16.0 mmHg,TOS 13.0 mmHg。④双眼及附属器 B 超检查:双眼玻璃体浑浊声像。⑤左眼角膜内皮镜检查:角膜内皮水肿,无法完成自动计数(图 14-2)。

[诊断] 人工晶体脱位。

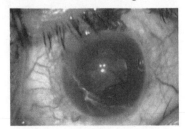

图 14-1　人工晶体向下方移位

图 14-2 左眼角膜
内皮镜检查

[其他检查] 血常规、血生化、凝血功能、输血四项、乙肝六项、常规心电图、胸部正侧位 DR 大致正常。

[治疗及转归] 患者入院后给予左氧氟沙星滴眼液预防感染治疗，在局部麻醉下行左眼人工晶体复位＋人工晶体悬吊术，术后给予左氧氟沙星滴眼液、醋酸泼尼松龙滴眼液、双氯芬酸钠滴眼液、妥布霉素地塞米松眼膏抗感染治疗。

术后第 1 天专科检查：VOS 0.1，鼻侧角膜轻度水肿，前房中深，瞳孔圆，直径约 3 mm，人工晶体位正，后囊膜灰白色浑浊，眼底窥不清。眼压 19 mmHg。

病例分析

人工晶体脱位是白内障超声乳化伴人工晶体植入术后的严重并发症之一，可导致一系列眼部并发症，如瞳孔夹持、视网膜脱离、玻璃体积血、角膜内皮失代偿等，显著降低患者的视力及生活质量。目前，根据脱位发生的时间，分为早期和迟发性两类。早期人工晶体脱位一般在白内障术后 3 个月内出现，多见于晶状体囊膜破裂使人工晶体未能较好的固定于晶状体囊袋内，从而导致人工晶体脱出于囊袋。迟发性人工晶体脱位通常发生于术后 3 个月以上，其发生率随时间的延长而增加，主要见于人工晶体顺利植入且良好固定于晶状体囊袋内的患者。

人工晶体囊袋内脱位的发生机制主要为：晶状体悬韧带随年龄

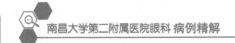

增加逐渐出现"向心性生长",向晶状体前囊中央移动,在前囊膜撕囊口边缘生长,导致悬韧带功能减弱甚至断裂;晶状体前囊膜下细胞增生、组织纤维化收缩,产生向心牵引力,引起囊袋收缩;当悬韧带的离心牵引力不能对抗囊袋收缩的向心牵引力时,人工晶体出现偏心、移位,同时囊袋收缩可增加悬韧带的压力,两种因素共同作用使悬韧带断裂,最终导致人工晶体脱位。本病例后囊膜无明显破损,术中将人工晶体襻复位于晶状体囊袋内时出现人工晶体下移现象,提示下方晶体悬韧带断裂或赤道部囊膜破损,从而使人工晶体下沉脱位。

不同程度的人工晶体脱位应采用不同的手术治疗方式。脱位严重者常需扩大角膜切口取出人工晶体,并根据眼内情况行一期或二期人工晶体植入术。人工晶体复位或悬吊固定术适用于轻度脱位患者,该方式不仅手术创伤较小,而且可避免术后切口源性散光。本病例通过将人工晶体复位于囊袋内并将其缝合固定于睫状沟,获得良好的术后效果。

专家点评

人工晶体脱位是白内障术后的严重并发症之一,若不及时处理可诱发眼部其他并发症,显著影响患者的视力及生活质量。根据人工晶体脱位的时间,可分为早期人工晶体脱位及迟发性人工晶体脱位。人工晶体囊袋内脱位的发生机制包括晶状体悬韧带断裂、囊袋收缩等。临床上,应根据人工晶体脱位的程度、类型、临床表现及有关并发症等因素采用不同的手术方式来处理脱位的人工晶体。

参考文献

1 DAVIS D, BRUBAKER J, ESPANDAR L, et al.Late in-the-bag spontaneous intraocular lens dislocation: evaluation of 86 consecutive cases. Ophthalmology, 2009, 116 (4): 664-670.

2 KREPSTE L, KUZMIENE L, MILIAUSKAS A, et al. Possible predisposing factors for late intraocular lens dislocation after routine cataract surgery. Medicina (Kaunas), 2013, 49 (5): 229-234.

3 PUERINGER S L, HODGE D O, ERIE J C. Risk of late intraocular lens dislocation after cataract surgery, 1980-2009: a population-based study. Am J Ophthalmol, 2011, 152 (4): 618-623.

4 LORENTE R, DE ROJAS V, VAZQUEZ D P P, et al. Management of late spontaneous in-the-bag intraocular lens dislocation: retrospective analysis of 45 cases. J Cataract Refract Surg, 2010, 36 (8): 1270-1282.

5 SHINGLETON B J, YANG Y, O' DONOGHUE M W. Management and outcomes of intraocular lens dislocation in patients with pseudoexfoliation. J Cataract Refract Surg, 2013, 39 (7): 984-993.

6 ASCASO F J, HUERVA V, GRZYBOWSKI A. Epidemiology, etiology, and prevention of late IOL-capsular bag complex dislocation: review of the literature. J Ophthalmol, 2015, 2015: 805706.

7 JEHAN F S, MAMALIS N, CRANDALL A S. Spontaneous late dislocation of intraocular lens within the capsular bag in pseudoexfoliation patients. Ophthalmology, 2001, 108 (10): 1727-1731.

8 FERNANDEZ-BUENAGA R, ALIO J L, PEREZ-ARDOY A L, et al. Late in-the-bag intraocular lens dislocation requiring explantation: risk factors and outcomes. Eye (Lond), 2013, 27 (7): 795-801, 802.

（刘菲 李云）

015 Fuchs' 综合征 1 例

病历摘要

患者，男，25 岁。主诉：左眼渐进性视物模糊 2 年。患者 2 年前无明显诱因出现左眼视物模糊，偶有左眼红，无畏光、流泪、眼痛，无眼前黑影飘动，无视物变形，无黑幕遮挡感，无恶心、呕吐等不适，一直未予诊治。近来左眼视物模糊明显加重，影响日常生活，来我院门诊就诊，以"左眼并发性白内障"收住入院。患者发病以来，神志清，精神可，胃纳可，睡眠安，大小便无特殊。

[专科检查] ① VOD 1.0，VOS 0.1，双眼矫正视力无提高。②右眼角膜透明，前房中深，Tyn（−），瞳孔圆，直径约 4 mm，对光反射存在，晶状体透明；左眼睫状充血（+），角膜后见弥漫性分布灰白色、边界清楚、半透明 KP（++），房水 Tyn（+）（图 15-1），散瞳后晶状体后囊膜见直径约 5 mm 大小不规则、致密白色浑浊（图 15-2），右眼视网膜动静脉比 2：3，黄斑反光点清，左眼玻璃体腔及眼底窥不清。③ TOD 19 mmHg，TOS 28 mmHg。④眼 B 超检查：左眼玻璃体浑浊声像。⑤ UBM 检查：双眼各象限房角开放。

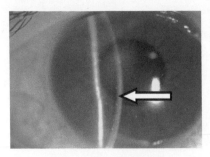
图 15-1 左眼眼前节照相

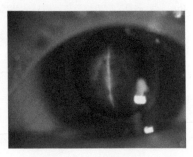
图 15-2 左眼散瞳后

[诊断]　①Fuchs' 综合征（富可斯异色性虹膜睫状体炎，Fuchs' heterochromic iridocyclitis，FHI）；②并发性白内障（左）；③继发性青光眼（左）。

[诊疗经过]　入院后完善相关检查及术前准备，给予马来酸噻吗洛尔滴眼液滴左眼 2 次 / 日，控制 TOD 18 mmHg，TOS 19 mmHg；于表面麻醉下行左眼白内障超声乳化 + 人工晶体植入术，术中出现典型 Amsler 征，即前房穿刺见对侧房角及虹膜周边部线状出血（图 15-3），手术顺利，术中植入 1 枚 +21.0 D 非球面人工晶体（ZCB00），术毕给予妥布霉素地塞米松眼膏涂左眼，包左眼，安返病房。

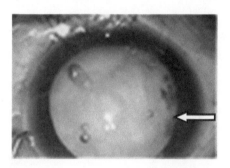

图 15-3　Amsler 征，术中前房穿刺见对侧房角及虹膜周边部线状出血（白色箭头示）

术后第 1 天，VOS 0.6，左眼角膜透明，KP（-），前房中深，Tyn（-），人工晶体位正，视盘色淡红，界清，视网膜动静脉比 2 ∶ 3，黄斑反光点清。右眼专科检查同入院。TOD 16 mmHg，TOS 14 mmHg。予以出院。

出院医嘱：给予妥布霉素地塞米松滴眼液、普拉洛芬滴眼液滴左眼，4 次 / 日，予抗感染、预防感染；玻璃酸钠滴眼液滴左眼，4 次 / 日；密切观察术眼情况，及时积极处理并发症。术后 1 周、1 个月、3 个月复查，以后每半年复查 1 次。不适随访。

病例分析

1. Fuchs' 综合征在我国各种类型葡萄膜炎中所占比例约为 7%，

在前葡萄膜炎中比例高达 15.57%。本病的诊断依据：①绝大多数单眼发病，好发于男性青壮年，病程冗长起伏，发生并发症前视力不受影响；②病眼虹膜色泽不同程度地浅于健侧；③特征性 KP 对激素治疗反应差，难以彻底消退（无色素的白色中等大小 KP，弥漫性分布，KP 之间不融合，有时有纤维样细丝连接，细丝多时外观如絮状渗出，且常长期存在），Tyndall 现象阴性或弱阳性，无睫状充血或极为轻微，亦无疼痛、畏光等炎症刺激症状；④弥漫性虹膜萎缩；⑤无虹膜后粘连；⑥后囊下白内障，容易发生青光眼。

2. 鉴别诊断。①先天性白内障：多见于儿童，往往有家族遗传病史，发病时间一般早于年龄相关性白内障，可能伴发眼部其他异常。晶体浑浊为特征性的前极浑浊、后极浑浊、冠状浑浊、点状浑浊、绕核性浑浊及核性浑浊等。②外伤性白内障：有明确的眼外伤病史（钝挫伤、穿通伤、爆炸伤及电击伤等），眼部检查除晶体浑浊外常可见到前房积血，角膜或巩膜裂口或陈旧性瘢痕等。③药物性白内障：长期服药史或化学性药品接触史。与此类相关的常见药物有皮质类固醇、缩瞳剂、氯丙嗪及三硝基甲苯。④原发性开角型青光眼：无明显诱因，眼压高于正常，有典型的青光眼视野改变和（或）RNFL 变薄和（或）青光眼视盘损害，且双眼房角开放，常见于 40 岁以上人群。⑤中间葡萄膜炎：很少出现虹膜脱色素表现，可有虹膜后粘连和典型的玻璃体雪球样浑浊及雪堤样改变。⑥青光眼睫状体综合征：眼压升高明显，KP 呈羊脂状，分布于角膜下方 1/3 部位；无虹膜脱色素。⑦继发性虹膜异色症：由其他眼病引起的虹膜萎缩，如眼钝挫伤等，多可见其他眼病的原发表现。⑧神经性虹膜异色症：由交感神经张力不对称或交感神经性影响，作用于虹膜载色体引起，无前葡萄膜炎表现，也不发生并发性白内障。

3. 并发白内障的原因。Fuchs' 综合征与白内障的因果关系目前尚存争议，有学者认为患者血清与房水内有免疫复合物，在虹膜血管壁上有免疫复合物沉着，从而诱发白内障形成，表明免疫系统参与了 Fuchs' 综合征的发病过程。也有学者从 Fuchs' 综合征白内障术后角膜后灰白色沉着物消失这一现象中推断 Fuchs' 综合征可能是白内障发生过程中，晶状体后囊下的皮质溶解成大或小分子量的蛋白经后囊逸出引起的不典型的睫状体炎。本例睫状体炎表现极轻微，从未见虹膜后粘连，而这种轻的炎症引起所有病例出现白内障，有点难以解释，可能与本病易误诊为一般葡萄膜炎，长期使用糖皮质激素类滴眼液有关。本例患者行白内障超声乳化术联合 IOL 植入术后角膜的沉着物短期内消失，考虑与术中平衡液反复冲洗角膜内皮及晶状体皮质完全清除有关；但半年后复查角膜沉着物又重现，也就是说，在去除白内障这一因素后，睫状体炎仍然存在。因此，我们推断，Fuchs' 综合征白内障成因可能与睫状体炎有关。

4. Amsler 征。本例前房穿刺见对侧房角或虹膜周边部线状出血，国外文献报道本病 Amsler 征的发病率为 86.7%，可能是由于新生血管比正常血管脆性高，当前房压力突然下降时可引起出血。现已被眼科学者证实对诊断 Fuchs' 综合征有价值。

5. Fuchs' 综合征继发青光眼。本例前房角检查为宽角，就诊前曾有使用糖皮质激素滴眼治疗史。文献报道眼压增高与晶状体囊膜代谢异常，大分子量的蛋白逸出阻塞小梁网，引起房水排出阻力增加有关。本例患者术后眼压及半年后眼压复查均为正常，无须使用降眼压药物；可能与该患者小梁未发生病理改变有关，但仍需长期随访。

专家点评

Fuchs'综合征发病隐匿，炎症轻微，病程缓慢，局部无充血，自觉症状不明显，尤其是国人虹膜色深，颜色轻度变浅几乎不可发现，若不经过仔细的裂隙灯检查，忽略 KP 和虹膜异色等特征，容易漏诊、误诊。其虹膜睫状体炎症及白内障形成的因果关系还需要大量的基础研究及晶状体蛋白皮质试验等相关免疫检查来验证。该病对糖皮质激素不敏感，且长期应用可促进白内障发展，诱发青光眼，故不作为常规使用。当前房炎症明显时，可给予妥布霉素地塞米松滴眼液短期治疗。当并发白内障时，超声乳化白内障吸出联合 IOL 植入术是一种安全而有效的治疗方法。当合并青光眼时，首选药物治疗，难以控制时再考虑相应的手术治疗。若行滤过性手术，失败率较高，应考虑应用抗代谢药物，因本病为慢性长期眼病，须定期复查，观察炎症及眼压、眼底、视野情况。

参考文献

1. 杨培增. 葡萄膜炎诊治概要. 北京：人民卫生出版社，2016：317-325.

2. LEVEQUE T K, GOLDSTEIN D A. Moving from syndromic description to etiologic diagnosis for uveitis. JAMA ophthalmology, 2019, 137（4）：438-439.

3. SABHAPANDIT S, MURTHY S I, BALNE P K, et al. Clinical spectrum, diagnostic criteria, and polymerase chain reaction of aqueous humor in viral and toxoplasma detection in Fuchs uveitis syndrome. Indian J Ophthalmol, 2016, 64（8）：555-558.

4. BHARGAVA R, KUMAR P, SHARMA S K, et al. Phacoemulsification versus manual small incision cataract surgery in patients with fuchs heterochromicIridocyclitis. Asia Pac J Ophthalmol, 2016, 5（5）：330-334.

5. 熊宇，张倩，刘菲，等. Fuchs 综合征白内障病因分析及超声乳化吸出术观察.

中国实用眼科杂志，2014，32（8）：992-994.

6. SRINIVASAN S，LYALL D，KIIRE C. Amsler‑Verrey sign during cataract surgery in Fuchs heterochromic uveitis. BMJ Case Rep，2010，2010：bcr1120092456.

7. ZAREI M，DARABEIGI S，MEHRPOUR M，et al. Fuchs' uveitis in iranian patients：a review of 89 eyes. Ocul Immunol Inflamm，2019，27（7）：1077-1085.

8. NILFORUSHAN N，YADGARI M，ALEMZADEH S A. Surgical management of glaucoma in Fuchs uveitis syndrome：trabeculectomy or ahmed glaucoma valve. J Curr Ophthalmol，2018，31（1）：24-30.

（张倩　熊宇）

016　双眼水凝胶人工晶状体浑浊 1 例

病历摘要

患者，女，71 岁。主诉：左眼视力下降半年余。

[既往史]　糖尿病病史 12 年，口服二甲双胍片、格列美脲片，空腹血糖控制在 6.0 mmol/L 左右，餐后血糖控制在 8.0 mmol/L 左右。11 年前曾因"老年性白内障（双）"在广州某眼科中心先后行"双眼白内障超声乳化 +IOL 植入术"，术中均植入 Hydroview H60M IOL（SN：5YH724），术后右眼视力渐降；4 年前再次至该眼科中心行"右眼 IOL 置换术"，术中植入 sensar AR40 IOL（其襻为 PMMA，光学部材料为疏水性丙烯酸酯，球面设计）。

[专科检查]　① VOD 0.12，VOS 手动 / 眼前，双眼矫正视力无提高。②双眼角膜透明，前房中深，Tyn（－），右眼 IOL 位正（图 16-1A），左眼 IOL 表面密布色素颗粒，散瞳后见前囊膜白色浑浊，机化包裹 IOL，瞳孔区见毛玻璃样浑浊（图 16-1B）。③右眼视盘色淡红，界清，周围见弧形斑，视网膜见散在黄白色渗出、出血及微血管瘤，黄斑区见 1/4 PD 大小黄白色渗出灶（图 16-2）；左眼底窥不清。④ TOD 25 mmHg，TOS 18 mmHg。

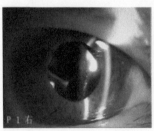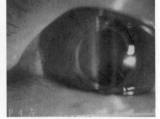

A: 右眼　　　　　　　　　　B: 左眼

图 16-1　眼前节照相

[诊断] ①IOL浑浊（左）；②葡萄膜炎（左）；③人工晶体眼（双）；④糖尿病性视网膜病变（右）；⑤2型糖尿病。

[诊疗经过] 入院后完善相关检查及术前准备，于局部麻醉下行"左眼IOL置换＋前部玻切术"，术中取出1枚三体式浑浊IOL（图16-3），植入1枚Aurium 400 IOL。术毕给予妥布霉素地塞米松眼膏涂左眼，包左眼，安返病房。

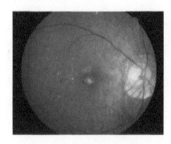

图16-2 右眼眼底照相

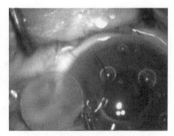

图16-3 术中取出的H60M IOL呈毛玻璃样浑浊，欠透明

[转归] 术后第1天，VOS0.3，左眼人工晶体位正，视网膜见散在微血管瘤、出血及渗出灶（图16-4）。TOD 26.0 mmHg，TOS 20.0 mmHg。术后3个月复查：VOS 0.4，-1.25DS = -0.50 DC×88° → 0.8。

出院医嘱：给予妥布霉素地塞米松滴眼液、普拉洛芬滴眼液滴左眼，4次/日，予抗感染等对症处理，密切观察术眼情况，术后1周、1个月、3个月复查；控制血糖，内分泌科随诊，每半年定期复查双眼眼底及IOL情况。不适随访。

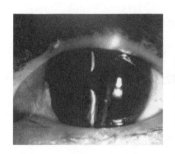

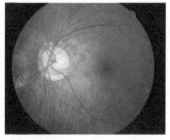

图16-4 左眼术后

病例分析

  随着各种折叠式 IOL 在白内障超声乳化术中的广泛使用，不同材料 IOL 的生物相容性和稳定性日益受到人们的重视。

  Hydroview H60M 是一种折叠式水凝胶后房型 IOL，屈光指数为 1.474；光学区是由 2- 羟基丙烯酸甲酯和 6- 羟基丙烯酸甲酯组成的多聚体，含水量 18%；C 型襻成分为聚甲基丙烯酸甲酯。据统计，该类型 IOL 发生远期浑浊的病例国内外已有数篇报道，浑浊发生的时间平均为（19.8±11.9）个月。本例患者双眼 IOL 浑浊的时间距植入时间相隔分别为 7 年和 11 年，长于其他报道，有可能是因为在就诊前已经发生浑浊。

  目前相关研究多数认为水凝胶 IOL 浑浊的原因与钙磷沉积有关。2000 年 Werner 等曾对 5 例患者浑浊的水凝胶 IOL 取出后进行了组织病理学特殊检查，提示为钙沉积。Dorey 等发现除周边电子致密区为钙磷混合物外，中央低电子密度区主要为硅元素。目前，关于钙磷混合物导致沉积主要有 2 种假说：房水高钙磷假说和 IOL 诱导假说。多数人认为眼内微环境改变尤其是局部房水的钙磷成分增加是加速钙化的重要原因，任何导致局部钙磷增加的药物、耗材、疾病和操作均可间接导致眼内营养不良、钙化。不少研究者认为房水钙含量的升高是全身血钙含量升高的一种表现，而糖尿病等导致的血 - 房水屏障的破坏也可使房水中的钙、磷、白蛋白和脂肪酸含量出现波动。也有学者认为平衡盐溶液（balanced salt solution，BSS）和晶状体本身也是钙的来源之一，术中使用的黏弹性物质则是磷的主要来源之一。笔者不认为此例 IOL 的远期浑浊与术中使用的材料

（如灌注液、黏弹剂、缩瞳药等）有直接关系，因为浑浊发生的时间距植入时间较长，主要考虑与 IOL 的自身诱导、糖尿病、葡萄膜炎及首次白内障手术后囊膜破裂导致前后房沟通，血 - 房水屏障破坏等因素有关。

IOL 置换术目前仍然被公认为是治疗 IOL 浑浊的最主要的手段。由于 IOL 出现浑浊大多在术后 1 年以上，已与周围组织粘连，所以手术中很容易出现悬韧带断裂、后囊破裂和玻璃体脱出等并发症，术者应有熟练而高超的手术技巧。此例 IOL 取出方法为角巩缘做 4 mm 隧道切口，黏弹剂分离囊袋与 IOL 后，IOL 调位钩协同接近 IOL 襻根部，勾出一襻并做旋转，先将上襻取出，再将 IOL 光学部剪至中心，与下襻一起完整旋出。选择置换的 IOL 为 Aurium 400（其襻为 PMMA，光学部材料为疏水性丙烯酸酯，光学部直径 6 mm）。因术中发现后囊膜缺损，行前部玻璃体切割清除前部玻璃体，采用睫状沟再植入，使新植入的 IOL 保持更好的居中性与稳定性，取得了理想的效果。

本病例诊断需要与以下疾病相鉴别：①后发性白内障，白内障摘除术后或晶状体外伤后，残留的皮质或晶状体上皮细胞增生所形成的浑浊。②囊袋阻滞综合征（capsular block syndrome，CBS），是由于白内障术中或术后连续环形撕开囊口被晶状体核或 IOL 光学面机械性阻塞，导致晶状体囊袋形成一个密闭的液性腔，膨胀的囊袋使 IOL 前移，形成凸透镜样近视屈光改变，还可引起虹膜膨隆、前房变浅，继发瞳孔阻滞性青光眼及后发性白内障等一系列改变的综合征。③眼前节毒性综合征（toxic anterior segment syndrome，TASS），起病急，白内障或眼前节手术后 24 ～ 48 小时的局限于眼前节的无菌性炎症反应，革兰染色或组织培养阴性，特征性表现为

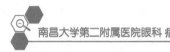

角膜水肿、前房积脓。对类固醇激素治疗敏感。④慢性囊袋性眼内炎，可能出现在白内障摘除手术后数周、数月甚至数年。表现为一种慢性、隐匿和复发性肉芽肿虹膜睫状体炎。最初局部使用糖皮质激素有效，但药物减量后可复发。临床体征包括大的角膜后沉着物、少量前房积脓、轻度前部玻璃体炎性反应、囊袋内的白色斑块。慢性囊袋性眼内炎通常是由低致病微生物引起，约 2/3 情况是由于痤疮丙酸杆菌引起，但表皮葡萄球菌、棒状杆菌属和真菌均有可能。

专家点评

　　IOL 浑浊是白内障术后罕见的并发症，1991 年 Champben 首次发现白内障摘除术后植入的 PMMA IOL 发生浑浊的现象，并将取出的浑浊 IOL 送到了 Apple 的实验室进行分析；1 年后 Amon 和 Menapace 又发现了亲水性水凝胶 IOL 浑浊的现象；直到 2001 年才有硅凝胶 IOL 浑浊的报道；随后也有疏水性丙烯酸酯 IOL 浑浊的相关报道。术后 IOL 浑浊逐渐引起了国内外眼科医师的重视，不同材料 IOL 的生物相容性和稳定性日益受到人们的重视。我们需特别注意的是：切勿将 IOL 浑浊误诊为后发性白内障或 CBS 而行钇铝石榴石（yttrium aluminum garnet，YAG），激光后囊膜切开术，导致贻误治疗。

参考文献

1. WERNER L，APPLE D J，ESCOBAR-GOMEZ M，et al. Postoperative deposition of calcium on the surfaces of a hydrogel intraocular lens. Ophthalmology，2000，107：2179-2185.

2. 郑丹莹，林郁，张振平，等 . 超声乳化白内障吸除人工晶状体植入术后远期人工晶状体浑浊的研究 . 中华眼科杂志，2002，38（7）：408-411.

3. 陈佩卿，姚克 . 水凝胶人工晶状体浑浊一例 . 中华眼科杂志，2004，40（8）：571-572.

4. 黄钰森，谢立信，宫华青 . 水凝胶折叠式人工晶状体植入术后远期浑浊的研究 . 中华眼科杂志，2006，42（6）：543-547.

5. 熊宇，刘菲，张倩，等 . 双眼水凝胶人工晶状体浑浊一例 . 中国实用眼科杂志，2013，2（31）：246.

6. NAKANOME S，WATANABE H，TANAKA K，et al. Calcification of Hydroview H60M intraocular lenses：aqueous humor analysis and comparisons with other intraocular lens materials. J Cataract Refract Surg，2008，34：80-86.

7. PANDEY S，WERNER L，APPLE D J，et al. Calcium precipitation on the optical surfaces of a foldable intraocular lens：a clinic opathological correlation. Arch Ophthalmol，2002，120：391-393.

8. DOREY M W，BROWNSTEIN S，HILL V E，et al. Proposed pathogenesis for the delayed postoperative opacification of the hydroview hydrogel intraocular lens. Am J OPhthalmol，2003，135：591-598.

9. AGRESTA A，GIUDICEANDREA A，SALGARELLO T，et al. Influence of aqueous humor convection current on IOL opacification. International ophthalmology，2017，37（6）：1337-1339.

10. ALTAIE R W，COSTIGAN T，DONEGAN S，et al. Investigation and management of an epidemic of Hydroview intraocular lens opacification. Graefes Arch Clin Exp Ophthalmol，2005，243：1124-1133.

11. AHN M W，KIM S H，LEE J S. A case of late-onset capsular block syndrome，resulting in the misdiagnosis of intraocular lens opacity. J Korean Ophthalmological Society，2018，59（6）：589-593.

（张倩　熊宇）

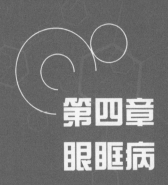

第四章
眼眶病

017　以青光眼为首发表现的右侧脑膜动静脉瘘 1 例

📋 病历摘要

患者，男，56岁。主诉：右眼红、胀痛 1 周。曾于当地医院就诊，眼压 46 mmHg，诊断为青光眼，给予毛果芸香碱、噻吗心安等降眼压药物处理，症状无明显改善。

[既往史]　否认高血压、糖尿病等病史，无手术史、外伤史。

[专科查体]　①VOD 0.5，VOS 0.5。②右眼睑上睑轻度肿胀、下垂，遮盖瞳孔，提上睑肌肌力 0（图 17-1A），球结膜充血，血管迂曲粗大（图 17-1B），角膜清，无 KP，前房轴深 5 CT，周边约 1/2

CT，虹膜纹理清，瞳孔直径约 3 mm，对光反应迟钝，晶状体皮质轻度浑浊，眼底视盘界清，色淡红，C/D 0.3，视网膜未见出血及渗出（图 17-2A），右侧眶缘光滑，无肿块及压痛，眶区饱满，眶压 T+1，眼球固定，各方向运动受限。③左眼睑无肿胀及睑内外翻，结膜无充血，角膜清，无 KP，前房轴深 5 CT，周边约 1/2 CT，虹膜纹理清，瞳孔直径约 3 mm，对光反应灵敏，晶状体皮质轻度浑浊（图 17-1C），眼底视盘界清，色淡红，C/D 0.3，视网膜未见出血及渗出（图 17-2B），左侧眶缘光滑，无肿块及压痛，眶压正常，左眼各方向无运动障碍。④ TOD 31 mmHg（用药后），TOS 10 mmHg。⑤当地医院眼眶及颅脑 CT 平扫示左顶叶侧脑室旁小结节状高密度影；眼眶 CT 未见明显征象。⑥眼球运动检查（图 17-3，图 17-4）。⑦ OCT 检查均未见明显异常（图 17-5）。⑧ UBM 检查（图 17-6，图 17-7）。⑨颅脑和眼眶 MRI（图 17-8）+增强扫描 +MRA 检查初步提示双侧大脑半球白质内多发小缺血灶；颅脑 MRA 未见异常；右眼突出，右侧眼环周围轻度增厚并强化，考虑炎性病变可能。

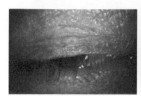
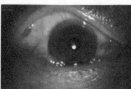
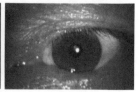

A：右眼自然状态　　　　B：右眼外力支撑状态　　　　C：左眼

图 17-1　眼前节照相

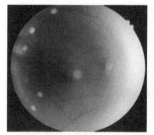
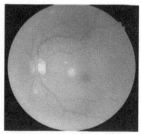

A：右眼　　　　　　　　B：左眼

图 17-2　双眼眼底照相

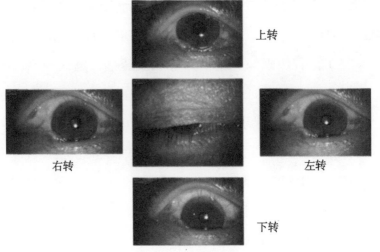

图 17-3　右眼球运动检查：眼球固定，各方向运动受限

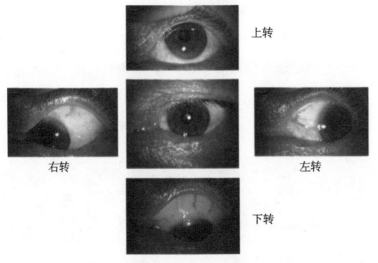

图 17-4　左眼球运动检查：各方向无运动障碍

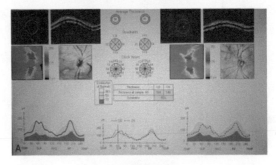

A：双眼视盘部

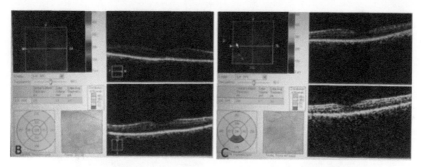

B：右眼黄斑部 　　　　　　　　C：左眼黄斑部

图 17-5　OCT 检查

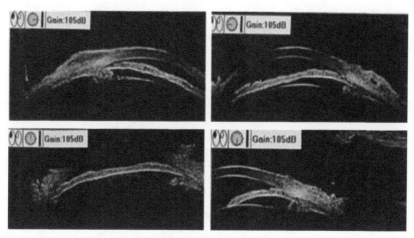

图 17-6　右眼 UBM 示下方房角关闭

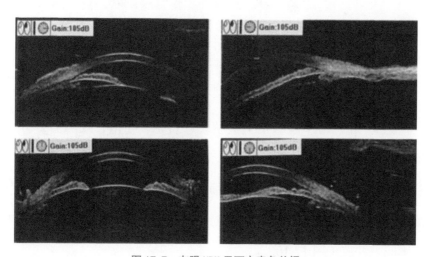

图 17-7　左眼 UBM 示下方房角关闭

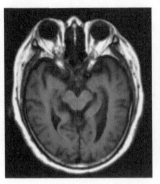
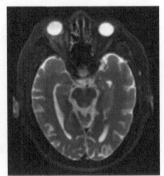

图 17-8　MRI 检查

[体格检查]　低头试验、Valsava 试验、眶区听诊、颞区听诊均为阴性。

[诊疗经过]　予以马来酸噻吗洛尔降眼压滴眼液、甲泼尼龙500 mg 冲击等治疗，用药后第 2 天患者自觉症状明显改善，右眼上睑运动及眼球运动明显改善；但用药 3 天后症状再无进展。再行 MRI 发现：①右侧眼上静脉增粗；②右侧海绵窦增宽（图 17-9）。

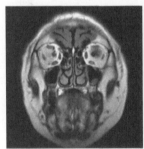
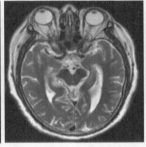
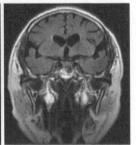

图 17-9　再次行 MRI 检查

完善颅脑 MRV 检查示上矢状窦、直窦、窦汇、双侧横窦、双侧乙状窦、双侧大脑内静脉、大脑大静脉走行连续，管腔粗细均匀，腔内流空信号存在，未见充盈缺损及扩张；下矢状窦未见开放；右侧眼上静脉增粗，右侧岩下窦较对侧增宽；右侧海绵窦增宽，后部海绵间窦开放（图 17-10）。

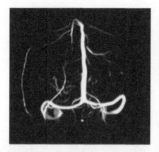
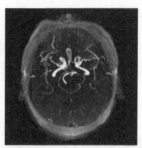

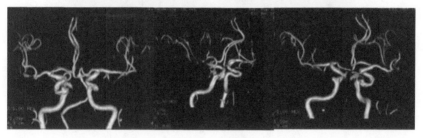

图 17-10 颅脑 MRV

再次会诊意见：①MRA 示颅内动脉血管走行自然，管壁光滑，粗细均匀，末梢分支丰富，未见畸形血管。右侧眼上静脉扩张，右侧蝶顶窦增粗，右侧海绵窦增宽，后部海绵间窦开放。②MRV 示右侧眼上静脉扩张，右侧蝶顶窦增粗，右侧海绵窦增宽，后部海绵间窦开放。右侧岩上窦稍增粗。③增强扫描示脑实质内、脑膜和室管膜未见异常对比强化。右侧眼眶内结构强化较毛糙，眼外肌稍增粗，外直肌稍明显。④双侧筛窦黏膜稍增厚呈蜂窝状强化，左侧上颌窦无强化。

诊断：①双侧大脑半球慢性缺血样病灶（1 级）。②右侧眼球突出、眼上静脉扩张伴海绵窦扩张，提示颈内动脉海绵窦瘘，建议行数字减影血管造影（digital subtraction angiography，DSA）检查。③颅内动脉血管未见异常，动脉血管成像时右侧海绵窦显影并增宽。④颅内静脉血管成像上右侧海绵窦增宽，右眼上静脉扩张。⑤双侧筛窦轻度炎症，左侧上颌窦囊肿。

修正诊断为右侧脑膜动静脉瘘（海绵窦区），并在局部麻醉下

笔记

进行脑血管 DSA 检查（图 17-11），术中见海绵窦区脑膜动静脉瘘，通过右侧股静脉至岩上窦进入海绵窦，在眼静脉近端置入大小不等弹簧圈，然后再注入 Onyx 胶栓塞。栓塞后行 DSA 复查，海绵窦区已无渗漏（图 17-12）。

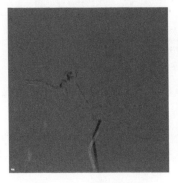

图 17-11　脑血管造影　　　　　图 17-12　复查脑血管造影

[转归]　术后 3 天出院，术后上睑下垂、眼部充血及眼球运动明显改善（图 17-13）。

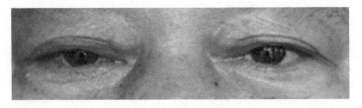

图 17-13　术后 3 天

病例分析

1. 颈动脉海绵窦瘘（carotid cavernous fistula，CCF）。是由于颅内海绵窦段的颈内动脉本身或其在海绵窦段内的分支破裂，与海绵窦之间形成异常的动、静脉沟通，导致海绵窦内的压力增高而出现的一系列临床表现。按病因可分为创伤性和自发性 2 种类型，创伤性约占80%，自发性不足20%，常见于动脉瘤破裂、动脉炎、动脉粥样硬化以及妊娠期间等。根据脑血管造影所见则可分为4型：A型，颈内动脉与海绵窦直接相交通；B型，颈内动脉通过其脑膜支与海绵窦相交通；C型，颈外动脉的脑膜支与海绵窦相交通；D型，颈内、外动脉都通过各自的脑膜支与海绵窦相交通。CCF的临床表现主要与海绵窦内压力高、静脉回流障碍有关，如颅内杂音、搏动性突眼、眼睑充血与水肿、球结膜外翻、眼球运动障碍、视力障碍、头痛、鼻出血及颅内出血等。

2. CCF的诊断及鉴别诊断。根据临床表现及典型的眼征、颅脑外伤史、CT及CTA、MRA、经颅多普勒超声检查可诊断CCF。其中脑血管造影是诊断的"金标准"，造影可见海绵窦提前显影，眼上静脉、岩上静脉等也提前显影并扩张增粗。

鉴别诊断：①海绵窦段动脉瘤，可有轻度突眼和颅内杂音，但无搏动，也无结膜充血、水肿。②眶内动静脉畸形，可有CCF的症状，最难鉴别，行DSA检查可鉴别。③海绵窦血栓性静脉炎，可引起眼结膜充血、水肿，突眼，但无搏动，更无杂音。④先天性眶板缺失，有搏动性突眼，但多无杂音。

3. CCF的治疗。CCF自愈机会不多，仅有5%～10%，偶尔可通过压迫患侧颈动脉试验（Mata's test），减少瘘口血流促其愈合而获成功，绝大多数都需采用介入手术治疗。其治疗目的在于闭塞瘘口、保护视力、消除杂音、使眼球回缩和防止脑缺血或出血。介入治疗的方法包括球囊栓塞、支架植入、弹簧圈栓塞和颈内动脉封堵术。

专家点评

1. 该例患者为非典型的CCF，早期因高眼压（可能是巩膜静脉

笔记

99

压升高所致）、眼部结膜混合充血、浅前房而误诊为闭角型青光眼；此外没有搏动性突眼、眶区或颞区吹风样杂音等典型 CCF 体征。

2. 该例患者有几个特点：结膜充血事实上是以结膜血管迂曲扩张为主；合并眼球固定等眶上裂综合征表现；MRI 检查提示右侧眼上静脉增粗（增粗的程度与眶内炎症不符、眶内容物没有明显增加）、海绵窦增宽。眼上静脉回流障碍常见的原因有炎症、肿瘤等，但是该例患者 MRI 检查并未见占位性病变，且局部静脉回流障碍程度与影像提示炎症程度不一致，此时要高度怀疑存在动静脉瘘可能。MRA 及颅脑动脉 CTA 可以提示绝大部分的动静脉瘘，但诊断的"金标准"是脑血管造影，造影可以显示瘘口发生部位并同时行封堵处理。

3. 建议：临床上碰到症状与体征不符的眼上静脉曲张时，如果有条件应完善脑血管造影检查，以明确诊断。颅脑 CTA 检查作为一项无创检查也能显示大部分 CCF。

参考文献

1. XIA Y. A red eye induced by a spontaneous carotid cavernous fistula. Am J Emerg Med, 2018, 36 (12) : 2336.e1-2336.e2.

2. EKINCI B, KOKTEKIR E, KAL A, et al. Proptosis, congestion, and secondary glaucoma due to carotid-cavernous fistula after embolization. J Craniofac Surg, 2011, 22 (5) : 1963-1965.

3. PARIKH R S, DESAI S, KOTHARI K. Dilated episcleral veins with secondary open angle glaucoma. Indian J Ophthalmol, 2011, 59 (2) : 153-155.

4. 李凤鸣, 谢立信. 中华眼科学. 3 版. 北京：人民卫生出版社, 2014.

5. 刘家琦, 李凤鸣. 实用眼科学. 3 版. 北京：人民卫生出版社, 2014.

（章余兰　石珂）

018　神经纤维瘤病Ⅰ型1例

病历摘要

　　患者，男，32岁。主诉：左眼睑肿块数十年，5年前曾在我院行左眼上睑肿块切除术。

　　[既往史]　否认高血压、糖尿病等病史，无外伤史。

　　[专科检查]　① VOD 1.0，VOS 1.0。②左上睑内侧可见约1.0 cm×0.8 cm大小、边界清楚的黄色肿块，上、下睑外侧及颞部可触及质韧无明显边界肿块，可推动，无压痛。下睑外侧轻度外翻，外眦角下移（图18-1）。双眼角膜清，无KP，前房轴深6 CT，周边约2/3 CT，虹膜纹理清，瞳孔直径约3 mm，对光反应灵敏，晶状体透明，眼底视盘界清，色淡红，C/D 0.3，视网膜未见出血及渗出。③ TOD 12 mmHg，TOS 14 mmHg。

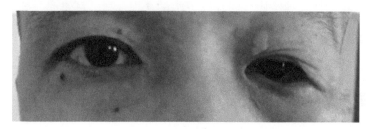

图18-1　患者入院照相

　　[诊疗经过]　入院后完善相关检查，并在局部麻醉下行肿块切除＋眼睑成形术（图18-2），术后病理检查提示为神经纤维瘤病（neurofibromatosis，NF）。

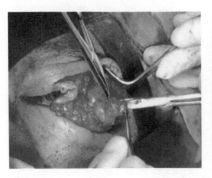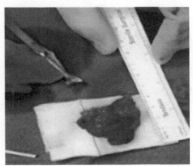

图 18-2　切除肿块

📋 病例分析

1. NF 为常染色体显性遗传病，基因定位于 17 号 /22 号染色体；累及多系统病变，以周围神经为主。其分为 Ⅰ 型（NF Ⅰ）和 Ⅱ 型（NF Ⅱ）。NF Ⅰ 定位于 17 号染色体，主要为分布在脊神经、皮肤或皮下组织的多发性 NF，以及表皮基底细胞内色素沉着而致的皮肤色素斑，临床多有眼部表现。NF Ⅱ 定位于 22 号染色体，主要表现为双侧或一侧听神经瘤，伴有以下中的 2 项：神经纤维瘤、脑膜瘤、视胶质瘤、神经鞘瘤、青年晶体后囊下浑浊。NF 虽为良性病变，但具有恶性表现，并有恶变可能，特别是腹腔、胸腔深部病变，还有颈部或四肢较大的神经干肿瘤，肿瘤迅速增大或出现疼痛提示有恶变，需进行活检。

2. NF Ⅰ 临床表现。主要侵犯眼眶及眼睑，可表现为眼球突出，多由于先天性眶骨壁缺失，大脑额叶、颞叶疝入眶内，可有波动感；眶内肿块；眼睑肿大及上睑下垂；视力下降等。也可侵犯眼球，如结膜、角膜、虹膜、视网膜、脉络膜，若造成房角发育不良或睫状体肿瘤可引起先天性青光眼。侵犯视路引起视神经胶质瘤、脑膜瘤。

笔记

侵犯身体其他部位，如皮肤，可见咖啡牛奶斑、软性凸起物或皮下软性肿块。侵犯软组织和脏器，可见象皮肿，丛状神经瘤，内脏、纵隔、声带肿瘤及内分泌功能异常。也可侵犯中枢神经系统任何部位，侵犯骨骼可见于先天性骨缺失或骨内神经肿瘤。

3. NFⅠ的诊断。具有以下 2 项或以上可明确诊断：①≥ 6 处咖啡牛奶斑，青春期前＞ 5 mm，青春期后＞ 15 mm；②≥ 1 处丛状神经纤维瘤或≥ 2 处以上 NF；③≥ 2 个虹膜错构瘤；④腋窝和腹股沟区雀斑；⑤视神经胶质瘤或其他脑实质胶质瘤；⑥与 NFⅠ患者为一级亲属关系；⑦≥ 1 处特征性骨缺陷（如蝶骨大翼发育不全、假关节、长骨皮质变薄）。

专家点评

NF 是常染色体显性遗传病。NFⅠ的致病基因位于常染色体 *17q11.2*。发病者此染色体位点缺失，致使患病者不能产生相应的蛋白——神经纤维瘤蛋白。神经纤维瘤蛋白是一种肿瘤抑制因子，通过加快降低原癌基因 *p21-ras*（在细胞内有丝分裂信号传导系统中起主要作用）的活性从而减缓细胞增生。NFⅠ一般不需治疗，临床以对症治疗为主，局限性肿瘤可手术切除，巨大肿瘤一般行全部或次全切除。手术切除后仍会复发，目前无有效方法阻止 NFⅠ的病程。NFⅠ影响面容，切除肿瘤同时可联合局部整形处理。

参考文献

1. ALSHOMAR K M, ALKATAN H M, ALSUHAIBANI A H. Bilateral orbital isolated（solitary）neurofibroma in the absence of neurofibromatosis-A case report.

Saudi J Ophthalmol, 2018, 32（1）：83-85.

2. KINORI M, HODGSON N, ZEID J L. Ophthalmic manifestations in neurofibromatosis type 1. Surv Ophthalmol, 2018, 63（4）：518-533.

3. MCNAB A A. The 2017 doyne lecture：the orbit as a window to systemic disease. Eye（Lond），2018, 32（2）：248-261.

4. 李凤鸣，谢立信. 中华眼科学. 3 版. 北京：人民卫生出版社，2014.

5. 刘家琦，李凤鸣. 实用眼科学. 3 版. 北京：人民卫生出版社，2014.

（章余兰　石珂）

019　眼眶静脉畸形 1 例

病历摘要

　　患者，女，40 岁。主诉：左眼肿块 40 余年，左眼上睑内侧出生时已有一青紫色肿块，随年龄增大而增大，近来触之出血。

　　[既往史]　否认高血压、糖尿病等病史，无手术、外伤史。

　　[专科查体]　①VOD 1.0，VOS 0.1。②左眼睑处局部无搏动感、未闻及血管杂音，左眼球轻度向前、外移位，恒定性眼球突出，突出程度与体位等无关；左眼内眦部可见一暗红色肿块，质地柔软，触之易出血（图 19-1）。③双眼角膜清，无 KP，前房轴深 6 CT，周边约 1/2 CT，虹膜纹理清，瞳孔直径约 3 mm，对光反应灵敏，晶状体透明，眼底视盘界清，色淡红，C/D 0.3，视网膜未见出血及渗出。④TOD 12 mmHg，TOS 14 mmHg。⑤眼球运动（图 19-2）。⑥眼眶 MRI 检查（图 19-3）。⑦眼眶 CT 检查提示左眼眶占位，可见中等密度的软组织影，其内可见散在的点状圆形高密度影（图 19-4）。

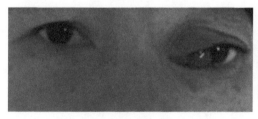 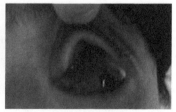

A：自然状态下　　　　　　　　B：外力支撑左上睑

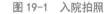
图 19-1　入院拍照

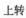
上转

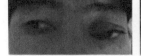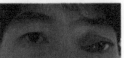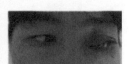

右转

左转

下转

图 19-2　眼球运动

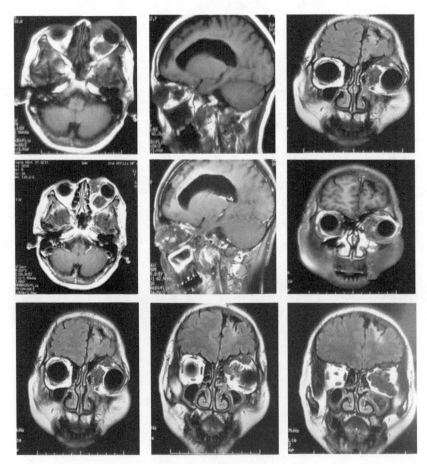

图 19-3　眼眶 MRI 检查

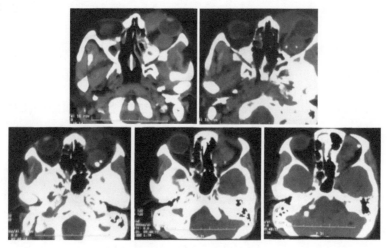

图 19-4　眼眶 CT 检查

[诊断]　左眼眶非扩张性静脉畸形。

[治疗及转归]　行左侧眼眶静脉畸形部分切除术，患者病状改善，随诊至今暂未见明显变化。

病例分析

1. 眼眶静脉畸形概述。眼部血管性疾病可按 3 种方式分类。第 1 种根据细胞病理学，按是否有细胞增生分为血管瘤和血管畸形。第 2 种根据血管发生学，按是否有不同血管畸形分为动静脉畸形、静脉畸形和毛细血管畸形。第 3 种根据血流动力学，按是否有不同静脉畸形分为扩张型和非扩张型。眼眶静脉畸形根据血流动力学特点，可分为扩张型和非扩张型，扩张型患者加压试验阳性，病变与静脉系统沟通丰富，为纯静脉性，旧称"静脉曲张"；非扩张型加压试验阴性，病变与静脉系统沟通少，包括纯静脉性和静脉淋巴混合性，旧称"静脉型血管瘤"。

2. 眼眶静脉畸形临床表现及影像学检查。

（1）临床表现：①外观改变，包括眼球位置异常如眼球突出（深部）或凹陷，可见青紫色、紫红色扁平或隆起病灶。②眼球运动障碍。③视力障碍。④出血、栓塞、钙化（非扩张型）。⑤静脉回流加压特点：加压后病变增大，眼球突出明显（图 19-5）。

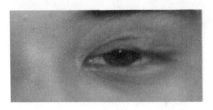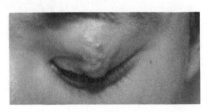

A：加压前　　　　　　　　　　　　　B：加压后

图 19-5　静脉回流加压

（2）影像学检查：①眼眶 CT，可了解静脉石及骨缺损情况。②眼科 MRI 可见形态不规则、边界不清、弥散的病灶；T_1WI 呈低信号、T_2WI 呈中高信号，信号不均匀，对比增强后可见增强，扩张型眼眶静脉畸形可见明显强化。出血时可见液平面。

3. 眼眶静脉畸形诊断及治疗。

（1）诊断：根据患者病史、临床表现及影像学检查可予以诊断。加压试验和静脉石用于鉴别扩张型和非扩张型眼眶静脉畸形（表 19-1），加压试验包括袖带加压、低头俯卧和 Vasalva 动作。

表 19-1　眼眶静脉畸形鉴别诊断

	加压试验	静脉石
扩张型眼眶静脉畸形	+	-
非扩张型眼眶静脉畸形	-	+

（2）治疗：若无功能损害并且不影响外观可以随诊；进行治疗的指征为视力进行性下降、明显影响外观、急性眶内出血。眼眶静脉畸形的治疗目前提倡综合序贯的模式，单一的治疗方法往往疗效不佳。"综合"指联合多种治疗方法，如激光、硬化、手术、放射和栓塞。"序贯"是指遵循一定的顺序，一般先用激光、硬化等方法降低血流、缩小病灶，再以手术完全或部分去除病灶。眼眶静脉畸形手术治疗主要针对眶内大出血、视力明显损伤。

专家点评

本例患者是混合型、非扩张型眼眶静脉畸形，因病变累及范围广，术中仅将眶前部及部分肌锥腔内病变组织切除，并行激光处理，因顾及视力未行硬化剂治疗。

参考文献

1. HONAVAR S G, MANJANDAVIDA F P. Recent advances in orbital tumors：a review of publications from 2014—2016. Asia Pac J Ophthalmol (Phila),2017,6(2)：153-158.

2. LI T, JIA R, FAN X. Classification and treatment of orbital venous malformations：an updated review. Front Med, 2019, 13 (5)：547-555.

3. 李凤鸣，谢立信.中华眼科学.3版.北京：人民卫生出版社，2014.

4. 刘家琦，李凤鸣.实用眼科学.3版.北京：人民卫生出版社，2014.

（章余兰　石珂）

020 腱膜性上睑下垂1例

病历摘要

患者，女，36岁。主诉：右眼自觉睁开困难半年余。

[既往史] 否认高血压、糖尿病等病史，曾行双眼重睑埋线手术。

[专科检查] ① VOD 0.8，VOS 1.0。②右眼睑遮盖角膜约3 mm，提上睑肌肌力10 mm（图20-1）。③双眼角膜清，无KP，前房轴深5 CT，周边约1/2 CT，虹膜纹理清，瞳孔直径约3 mm，对光反应灵敏，晶状体透明，眼底视盘界清，色淡红，C/D 0.3，视网膜未见出血及渗出。④TOD 15 mmHg，TOS 17 mmHg。

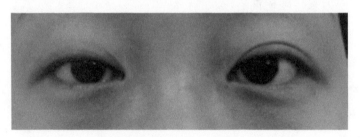

图 20-1 患者入院照片

[诊疗经过] 入院后完善相关检查，诊断为右眼腱膜性上睑下垂，并在局部麻醉下行右眼腱膜性上睑下垂矫正（图20-2）。

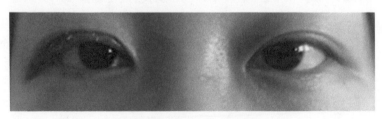

图 20-2 患者术后复查照片

病例分析

1.腱膜性上睑下垂。腱膜性上睑下垂是最常见的后天性上睑下垂之一，是由于各种原因引起提上睑肌腱膜与睑板分离，靠近提上睑肌上缘处的腱膜出现裂孔或薄弱所致（图20-3）。其病因包括退行性（即老年性）、眼部手术后（即医源性）、外伤性、长期配戴隐形眼镜、睑松弛症、慢性水肿、激素性上睑下垂。老年性腱膜性上睑下垂随年龄增长，腱膜有自行断裂或裂开形成裂孔的倾向，老年状态下，皮肤松弛，眼睑负担增加等情况更容易发生。眼部手术后腱膜性上睑下垂可见于重睑术后、青光眼术后、上方结膜肿瘤术后、视网膜脱离或白内障术后。

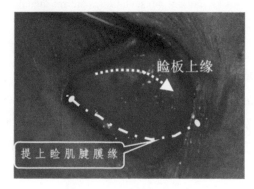

图20-3　腱膜性上睑下垂

2.腱膜性上睑下垂临床表现及治疗。

（1）临床表现：单眼或双眼发病，下垂量可以是轻度、中度或重度，而提上睑肌肌力良好，多在8 mm以上；向下注视时垂量加大（与先天性不同）；上睑皮肤皱襞向上移位（重睑增宽）；上眶区凹陷；眼睑变薄，通常无上睑迟滞及突眼。

（2）治疗：由于腱膜性上睑下垂通常有良好的提上睑肌肌力，

笔记

可选择的手术包括提上睑肌缩短、睑板-Müller肌切除，提上睑肌修复术（即提上睑肌折叠术），其中提上睑肌修复术较安全且符合生理。

专家点评

若患者后天性上睑下垂、重睑增宽、眶区凹陷、提上睑肌肌力良好，既往有眼部手术或外伤或长期配戴隐形眼镜或义眼片病史时，综合上述情况可诊断为腱膜性上睑下垂，术中根据腱膜情况行腱膜修补或折叠等手术处理。

参考文献

1. FINSTERER J. Ptosis：causes，presentation，and management. Aesthetic Plast Surg，2003，27（3）：193-204.

2. BAROODY M，HOLDS J B，VICK V L. Advances in the diagnosis and treatment of ptosis. Curr Opin Ophthalmol，2005，16（6）：351-355.

3. 李凤鸣，谢立信. 中华眼科学. 3版. 北京：人民卫生出版社，2014.

4. 刘家琦，李凤鸣. 实用眼科学. 3版. 北京：人民卫生出版社，2014.

5. 葛坚，刘奕志. 眼科手术学. 3版. 北京：人民卫生出版社，2015.

（章余兰　石珂）

021 痛性眼肌麻痹 1 例

病历摘要

患者，男，62 岁。主诉：右眼睁不开伴眶周疼痛 10 天。

[既往史] 否认高血压、糖尿病等病史，无手术、外伤史。

[专科查体] ①右眼睑上睑下垂，遮盖全部角膜，提上睑肌肌力 0（图 21-1），球结膜轻度充血，角膜清，无 KP，前房轴深 6 CT，周边约 1/2 CT，虹膜纹理清，瞳孔直径约 3 mm，对光反应稍迟，晶状体皮质轻度浑浊，眼底视盘界清，色淡红，C/D 0.3，视网膜未见出血及渗出，右侧眼球固定，各方向运动受限。②左眼睑无肿胀及睑内外翻，结膜无充血，角膜清，无 KP，前房轴深 6 CT，周边约 1/2 CT，虹膜纹理清，瞳孔直径约 3 mm，对光反应灵敏，晶状体皮质轻度浑浊，眼底视盘界清，色淡红，C/D 0.3，视网膜未见出血及渗出，左眼各方向无运动障碍。③ TOD 15 mmHg，TOS 13 mmHg。④眼球运动检查（图 21-2）。⑤ MRI 检查示眶尖或眶上裂扁平或不规则软组织占位，蔓延至海绵窦，信号增强（图 21-3）。

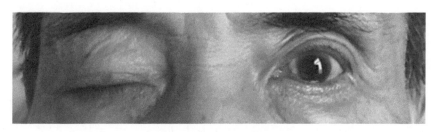

图 21-1 患者入院照片

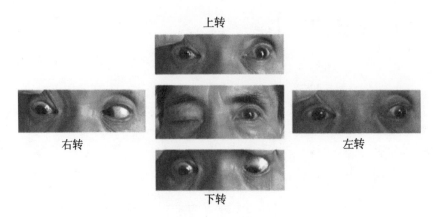

上转

右转

左转

下转

图 21-2　眼球运动检查

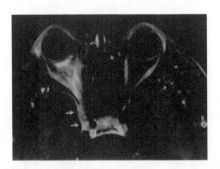

图 21-3　MRI 检查

[诊断]　右眼痛性眼肌麻痹。

[治疗]　予以甲泼尼龙琥珀酸钠 0.5 g 冲击治疗 3 天，患者症状改善后出院。

病例分析

1. 痛性眼肌麻痹。痛性眼肌麻痹又称为 Tolosa-Hunt 综合征，由眶尖、眶上裂和海绵窦间的特发性肉芽肿性炎症引起的综合征，可发生在任何年龄，常见于 40 ～ 60 岁成年人，无性别差异。由于其病变位于眶尖、眶上裂和海绵窦，导致不易进行活检。

笔记

2. 痛性眼肌麻痹的临床表现。主要症状为眶周持续性疼痛，常为针扎样、撕裂样疼痛，部位为眼眶深部、球后。数天后神经系统受累，第Ⅲ、第Ⅳ、第Ⅵ脑神经受累，表现为复视、眼球运动障碍、上睑下垂。若视神经受损，则有视力下降甚至失明，部分患者瞳孔扩大，对光反射消失，恶心、呕吐是唯一可出现的全身症状。

3. 痛性眼肌麻痹的诊断。诊断主要标准为球后持续性针刺样疼痛，可发生于眼肌麻痹前数日或麻痹后，多在麻痹前；动眼、滑车或外展神经支配的眼外肌麻痹；可伴有视神经损害；症状持续数日或数周，可自发消退而愈。

专家点评

痛性眼肌麻痹是海绵窦炎的主要临床表现，先有眼痛表现，再出现动眼神经、滑车神经、三叉神经、交感神经受累表现，脑磁共振检查可协助诊断，糖皮质激素敏感，激素依赖或不能耐受患者可予免疫抑制剂或辅助放射治疗。

参考文献

1. 周柏玉，刘小辉，张艳侠 . 痛性眼肌麻痹的研究进展 . 国际眼科杂志，2012，12（9）：1683-1685.

2. YULIATI A, RAJAMANI K. Tolosa-Hunt syndrome. Neurohospitalist, 2018, 8 (2)：104-105.

3. 李凤鸣，谢立信 . 中华眼科学 . 3 版 . 北京：人民卫生出版社，2014.

4. 刘家琦，李凤鸣 . 实用眼科学 . 3 版 . 北京：人民卫生出版社，2014.

（章余兰　石珂）

022 眼睑松弛综合征 1 例

病历摘要

患者，女，45 岁。主诉：双眼上睑反复性水肿 1 年余。

[既往史] 否认高血压、糖尿病等病史，无手术、外伤史。

[专科查体] ① VOD 1.0，VOS 1.0。②双眼上睑色泽偏深，肿胀明显，上睑皮肤变薄、皱纹增多（图 22-1）。双眼角膜清，无 KP，前房轴深 4 CT，周边约 1/3 CT，虹膜纹理清，瞳孔直径约 3 mm，对光反应灵敏，晶状体透明，眼底视盘界清，色淡红，C/D 0.3，视网膜未见出血及渗出。③ TOD 15 mmHg，TOS 12 mmHg。

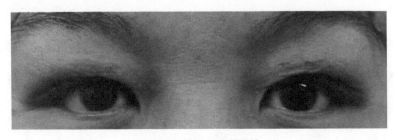

图 22-1 患者就诊时照片

[诊断] 双眼睑松弛综合征。

[治疗及转归] 行双上眼睑成形＋泪腺固定＋重睑成形术，患者眼睑肿胀症状改善，随诊至今无复发。

病例分析

1.眼睑松弛综合征。眼睑松弛综合征是一种少见的眼睑疾病，以青少年反复发作性眼睑水肿为特征，可有眼睑皮肤变薄、弹性消失、皱纹增多、色泽改变，可并发泪腺脱垂、上睑下垂、睑裂横径缩短等临床表现。

其病因和发病机制不明，多因素协同致病，既有先天眶隔、筋膜悬韧带发育薄弱因素，又有后天炎症激发因素。免疫组化及电镜检查发现该自身抗体结合的靶抗原主要为弹性结合蛋白及纤维连接蛋白。弹性结合蛋白是维持皮肤等组织正常弹性状态的关键成分，因此可以认为弹性结合蛋白基因的先天缺陷或后天因素对该蛋白的破坏是造成本病发病的重要因素。

2. 眼睑松弛综合征临床特点。该综合征主要见于青年女性，男女之比约为 1 : 5，出生后不久即可发病，多在 10 ～ 18 岁发病，青春期后不再进展，一般累及双侧，单侧发病也有报道。早期表现为不明原因的上睑反复发作的水肿，严重者累及下睑。晚期表现为眼睑松弛、下垂、皮肤变薄、萎缩、血管扩张、色素沉着。可合并泪腺脱垂、上睑下垂、睑裂变短、内外眦畸形等。

3. 眼睑松弛综合征的治疗。药物治疗控制早期炎症反应、促进疾病进入静止期。病情稳定 1 年以上后，若为改善外观可行手术治疗，肥厚型眼睑松弛综合征主要通过手术去除眶脂肪、加强眶隔、固定泪腺。萎缩型眼睑松弛综合征主要以手术去除多余皮肤为主，同时矫正上睑下垂、睑裂缩短、内外眦畸形等并发症，但有复发可能。

专家点评

特发性睑松弛症以青年多见，可能与眼睑血管神经性水肿有关，急性期可用糖皮质激素减轻炎症、水肿，病情稳定后可考虑眼睑成形手术,该类患者常合并眶隔松弛及泪腺脱出,手术时可同时处理。

参考文献

1. KOURSH D M, MODJTAHEDI S P, SELVA D, et al. The blepharochalasis syndrome. Surv Ophthalmol, 2009, 54 (2) : 235-244.

2. 李月芝,杨云东,张歆,等. 眼睑松弛症的手术治疗分析. 国际眼科杂志, 2009, 9 (6) : 1213-1214.

3. 李凤鸣,谢立信. 中华眼科学. 3 版. 北京:人民卫生出版社, 2014.

4. 刘家琦,李凤鸣. 实用眼科学. 3 版. 北京:人民卫生出版社, 2014.

（章余兰　石珂）

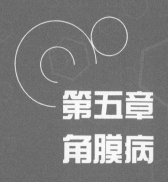

第五章
角膜病

023 软性角膜接触镜联合药物治疗外伤后复发性角膜上皮糜烂 1 例

 病历摘要

　　患者，男，40岁。主诉：左眼反复红痛伴视力下降半年。患者2015年2月左眼被人用指甲划伤后，半年来反复红痛，清晨撕裂样疼痛，持续时间数分钟至半小时不等。曾在多家医院诊治，诊断为角膜炎（左），给予左氧氟沙星滴眼液、更昔洛韦滴眼液、贝复舒滴眼液等治疗，效果不佳。遂入我院治疗。

　　[既往史]　否认其他全身性疾病。

[专科检查] ①VOS 0.1，矫正无提高。②结膜混合充血，角膜瞳孔区下方见约 6 mm 长条形上皮缺损，基底膜暴露，表面白色卷丝状物覆盖，睑缘轻度充血，挤压未见明显脂栓。③眼前节检查（图 23-1）。④荧光素染色检查（图 23-2）。

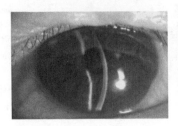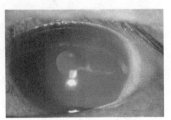

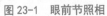

图 23-1　眼前节照相　　　　图 23-2　荧光素染色

[诊断]　复发性角膜上皮糜烂（recurrent corneal erosion，RCE）（左）。

[治疗及转归]　①取卷丝；②配戴软性角膜接触镜；③药物治疗：左氧氟沙星滴眼液 3 次 / 日，氟米龙滴眼液 3 次 / 日，玻璃酸钠滴眼液 3 次 / 日。治疗 1 周后查体，VOS 1.0，结膜无明显充血，角膜清亮（图 23-3）。

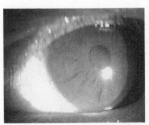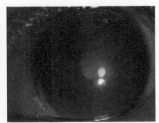

图 23-3　治疗 1 周后

病例分析

1. 软性角膜接触镜片具有绷带保护作用，可为角膜提供机械支撑、加固和保护。配戴软性角膜接触镜后，可减轻炎症因子刺激，缓解疼痛及眼刺激症状，减少流泪，而且由于其机械覆盖作用，避免了角膜神经的外露，减轻了角膜创面的刺激，减轻了患者的疼痛不适症状，同时也可以促进、引导上皮细胞向创面移行，加快上皮缺损的愈合。有研究表明，RCE、丝状角膜炎、复发性角膜上皮剥脱症、角膜外伤致上皮缺损等在配戴角膜接触镜后均能改善临床症状，促进角膜上皮愈合。其中，以角膜外伤致上皮缺损的恢复最快。

2. 糖皮质激素的应用。在 RCE 患者中，角膜基质金属蛋白酶（matrix metallo proteinase，MMP）家族的一些成员的水平显著增高，其中包括 MMP-2 及 MMP-9。曾有学者使用 MMP-9 抑制剂，如糖皮质激素和多西环素等治疗 RCE，可快速缓解患者的症状，防止病情复发，也有人使用口服多西环素和外用糖皮质激素的组合，效果良好。此外，曾经有观点认为睑板腺功能障碍是 RCE 的发病原因之一，糖皮质激素的应用（0.1% 氟米龙滴眼液）对于治疗 RCE 不可或缺，亦可减少角膜瘢痕形成。但激素是把双刃剑，在使用过程中应注意逐渐减量，避免激素性青光眼等严重并发症的出现。

3. 长期配戴角膜接触镜，仍然是细菌性角膜炎的高风险致病因素，特别是伴有 RCE 的角膜表面损伤，故而我们认为联合抗菌药物滴眼液（左氧氟沙星）是有必要的。此外，长期配戴软性角膜接触镜也是隐形眼镜相关性干眼的最重要危险因素，但有研究表明，配戴高透氧材质的接触镜发生干眼的概率较低，我们在治疗过程中使用了人工泪液（玻璃酸钠滴眼液）进一步预防干眼症的发生。

4. 鉴别诊断。本例 RCE 需要与病毒性角膜炎（上皮型）相鉴别，后者常伴有感冒病史，角膜中央部上皮层有灰白色弯曲细线，有时呈分支状，荧光素染色呈典型树枝形态，末端膨大。

专家点评

RCE 是指角膜上皮损伤后反复发生糜烂、剥脱，导致上皮缺损的一种疾病，常伴有严重眼部刺激症状，其角膜部分或全部上皮细胞全层脱落或松弛，而前弹力层、基质层、后弹力层、内皮层完好。该病容易复发，传统外科治疗方法是机械刮除角膜上皮及表层角膜切除术，但是容易遗留角膜瘢痕。我们采用软性角膜接触镜合并药物治疗外伤后 RCE 取得良好的疗效。

参考文献

1. ESCHSTRUTH P, SEKUNDON W. Recurrent corneal erosion. Different treatment options with the excimer lase with emphasis on aggressive PTK. Ophthalmology, 2006, 103：570-575.

2. DULLUN D, KIM M C, SOLOMON A, et al. Treatment of recalcitrant recurrent corneal erosion with inhibitors of matrix metalloproteinase-9, doxycycline and corticosteroids. Am J Ophthalmol, 2001, 132：8-13.

3. WANG L, TSANG H, CORONEO M. Treatment of recurrent corneal erosion syndrome using the combination of oral doxycycline and topical corticosteroid. Clin Experiment Ophthalmol, 2008, 36（1）：8-12.

4. MARIA MARKOULLI, ERIC PAPAS, NERIDA COLE, et al. Corneal erosions in contact lens wear. Contact Lens Anterior Eye, 2012, 35（1）：2-8.

5. NICHOLS J J, SINNOTT L T. Tear film, contact lens, and patient-related factors associated with contact lens-related dry eye. Invest Ophthalmol Vis Sci, 2006, 47（4）：1319-1328.

（金奇芳）

024 生物工程角膜板层移植治疗真菌性角膜溃疡 1 例

病历摘要

患者，女，59 岁。主诉：右眼被稻谷划伤后红痛伴视力下降半个月。患者半个月前务农时右眼被稻谷划伤，红痛、畏光流泪，曾在当地医院诊治，诊断为右眼角膜炎，给予冲洗结膜囊、左氧氟沙星滴眼液、妥布霉素滴眼液及全身抗感染等治疗，效果不佳，症状加重，遂来我院就诊。门诊以"右眼角膜溃疡"收治入院。

[既往史] 无特殊，否认其他全身性疾病。

[专科检查] ① VOD 0.05，矫正无提高。②结膜混合充血，角膜颞下方见约 5 mm×4 mm 大小黄白色溃疡，伴伪足生长，溃疡达基质深层，前房未见明显积脓，瞳孔圆，直径 3 mm，对光反应灵敏，晶状体未见明显浑浊，眼底窥不清。③眼压正常。④眼前节检查（图 24-1）。⑤角膜刮片培养结果提示镰刀霉菌感染（图 24-2）。⑥角膜共聚焦显微镜检查见真菌菌丝生长（图 24-3）。

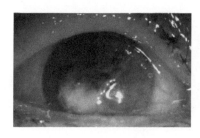
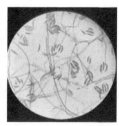

图 24-1 眼前节照相　　图 24-2 角膜刮片培养

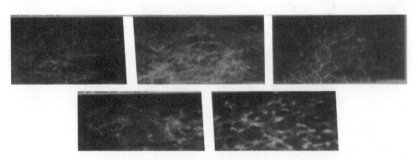

图 24-3　角膜共聚焦显微镜检查（×800）

[诊断]　右眼真菌性角膜溃疡。

[治疗及转归]　予以那他霉素滴眼液，1 次 / 小时；左氧氟沙星滴眼液，1 次 / 小时；伊曲康唑胶囊，0.2 g/ 次，1 次 / 日。1 周后患者溃疡收缩，但症状持续（图 24-4），予以生物工程角膜板层移植手术，术后继续抗真菌治疗（图 24-5，图 24-6）。术后 1 个月（已拆除 2 根松脱的缝线，加用妥布霉素地塞米松滴眼液，4 次 / 日）裸眼视力 0.4，角膜植片透明，层间贴合良好（图 24-7）。

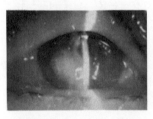

图 24-4　药物治疗 1 周后

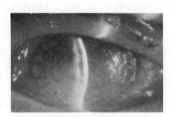

图 24-5　术后第 1 天

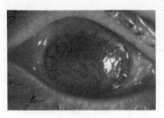

图 24-6　术后第 1 周

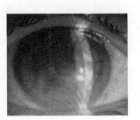

图 24-7　术后 1 个月

病例分析

　　生物工程角膜是我国自主研发且拥有完整自主知识产权的膜产品。其利用异种角膜经过特殊工艺处理，去除角膜中的异种细胞、杂蛋白、多糖等抗原成分，保留天然角膜基质胶原蛋白结构而成。特点为生物相容性好、安全性高、保持角膜的透明及生物力学特性，是目前最接近生理状态的角膜支架材料，能与周围组织快速整合，并随着自身细胞的迁入改建，移植角膜逐渐透明，患者视力得以逐渐恢复。生物工程角膜在一定程度上缓解了因角膜缺乏而造成的角膜病致盲的问题。其主要适应证：①感染性角膜病，如细菌性角膜炎、真菌性角膜炎、阿米巴角膜炎、病毒性角膜炎；②各种角膜溃疡穿孔作为补漏用。次要适应证：各种原因引起的角膜基质前浑浊（角膜营养不良、圆锥角膜、角膜中央区浅层白斑）。

　　真菌性角膜炎（fungal keratitis，FK）居感染性角膜炎首位。患者多为农民，就医意识薄弱，对疾病认识不足，基层医院防治水平和设施较差，延误病情，以致最终需行角膜移植来控制病变发展。在我国，大量感染性角膜病的患者因角膜供体匮乏而导致角膜穿孔，严重者不得不行眼球摘除术，进而造成巨大的社会、经济负担。

　　该病例病史、体征、微生物培养、角膜共聚焦显微镜检查均符合 FK 诊断，经过规范的抗真菌药物治疗后效果欠佳，符合生物工程角膜使用的适应证，板层角膜移植手术后取得了较好的效果。

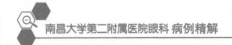

专家点评

感染性角膜炎在世界范围内，尤其是亚洲、非洲等发展中国家，是主要致盲眼病，其年发病率为 $0.36/10^4 \sim 79.90/10^4$，估计每年新增约 150 万例因角膜感染引起的单眼盲患者。其主要致病因素为角膜外伤、角膜接触镜的配戴、皮质类固醇的不规范使用以及继发手术感染。其中，FK 居感染性角膜炎首位，致盲率较高，生物工程角膜被认为是板层角膜移植治疗感染性角膜炎较好的材料来源。

参考文献

1. 中华医学会眼科学分会角膜病学组 . 感染性角膜病临床诊疗专家共识（2011 年）. 中华眼科杂志，2012，48（1）：72-75.

2. SEAL D V, KIRKNESS C M, BENNETT H G, et al. Population-based cohort study of microbial keratitis in Scotland, incidence and features. Cont Lens Anterior Eye, 1999, 22：49-57.

3. GONZALES C A, SRINIVASAN M, WHITCHER J P, et al. Incidence of corneal ulceration in Madurai district, South India. Ophthal Epidemiol, 1996, 3：159-166.

4. WHITCHER J, SRINIVASAN M. Corneal ulceration in the developing world：a silent epidemic. Br J Ophthalmol, 1997, 81（8）：622-623.

（金奇芳）

025 睑板腺功能障碍 1 例

病历摘要

患者，男，28 岁，厨师。主诉：右眼红、异物感伴有丝状物半年。患者半年来右眼红、异物感伴有丝状物，使用电子产品或熬夜后症状加重。曾在当地医院诊治，诊断为角膜炎，给予多种抗菌药物、抗病毒滴眼液治疗（具体不详），效果不佳。遂入我院治疗。

[个人史] 从事厨师职业 10 余年，电子游戏爱好者。

[专科检查] ① VOD 0.2（矫正不提高）伴视力波动。②睑缘充血肥厚，后唇钝圆，挤压后仅见少量污浊脂质物排出，结膜混合充血，角膜可见大量丝状物黏附。眼内结构未见明显异常。③ TOD 15 mmHg，TOS 14 mmHg。④眼前节照相示右眼睑板腺睑缘充血肥厚，后唇钝圆，角膜表面见大量卷丝（图 25-1）。⑤泪膜破裂时间（breakup time of tear film，BUT）：右眼 3 秒，左眼 10 秒。⑥希尔默试验（Schirmer Ⅰ）：右眼 3 mm/5'，左眼 15 mm/5'。

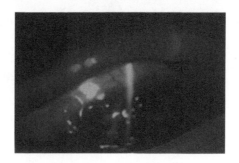

图 25-1　眼前节照相

[诊断] ①右眼睑板腺功能障碍（meibomain gland dysfunction，MGD）；②右眼蒸发过强型干眼；③右眼丝状角膜炎。

[治疗及转归] ①取卷丝。②每日清洁睑缘，热敷后行睑板腺按摩。③药物治疗：左氧氟沙星滴眼液 3 次 / 日；氟米龙滴眼液 3 次 / 日（2 周后改为普拉洛芬滴眼液 3 次 / 日）；玻璃酸钠滴眼液

笔记

3次/日；妥布霉素地塞米松眼膏涂睑缘 1 次/日，睡前（连续使用 3 周）。3 周后患者症状明显改善（图 25-2），VOD 0.8，睑缘充血消退，睑缘锐利，挤压通畅，排出物清亮，结膜未见明显充血，角膜清亮，上皮生长良好，BUT 10 秒，Schirmer Ⅰ 12 mm/5'，TOD 16 mmHg。后改用：普拉洛芬滴眼液 3 次/日，玻璃酸钠滴眼液 3 次/日。治疗 3 个月后效果如图 25-3 所示。

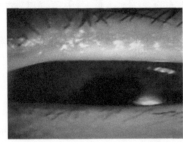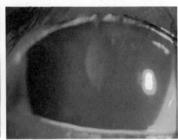

图 25-2 治疗 3 周

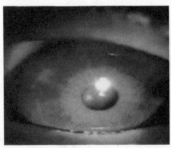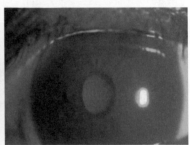

图 25-3 治疗 3 个月后

📋 病例分析

1. MGD 概述。MGD 是指睑板腺的慢性、弥漫性功能异常，终末分泌导管开口堵塞，伴有脂质分泌量异常和（或）成分改变，导致泪膜异常，出现眼部刺激症状、炎症反应的一类眼表疾病。MGD

与干眼密切相关，常引起蒸发过强型干眼。西班牙研究发现近半数的干眼症患者患MGD，日本研究表明在干眼患者中睑板腺异常比例高达65%，我国既往研究示干眼患者中28.6%～30.4%诊断为睑板腺功能不全，近期研究发现干眼患者中睑板腺异常的比例高达87.6%。MGD临床表现为睑缘不规则、增厚或钝圆，睑板腺开口边界不清，黄白色物阻塞，形成栓子。睑缘后唇充血，眼睑下缘见泡沫状分泌物。中华医学会眼科学分会角膜病学组《MGD诊断与治疗》总结了如何快速诊断MGD（图25-4）。MGD根据病变程度分为轻、中、重度，其对应的症状、临床体征、角膜荧光染色情况见表25-1。

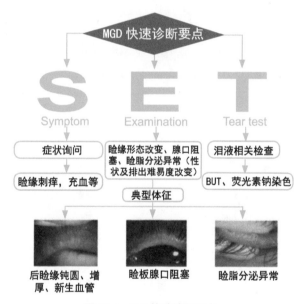

图 25-4　MGD 快速诊断要点

表 25-1　MGD 的分级

分级	症状 （烧灼感、眼痒、异物感）	临床体征 （睑板腺分泌物、睑缘形态、充血）	角膜荧光染色
轻度	无症状或轻微症状	睑脂分泌异常 无新生血管 无充血	无角膜染色

续表

分级	症状（烧灼感、眼痒、异物感）	临床体征（睑板腺分泌物、睑缘形态、充血）		角膜荧光染色
中度	轻到中度症状	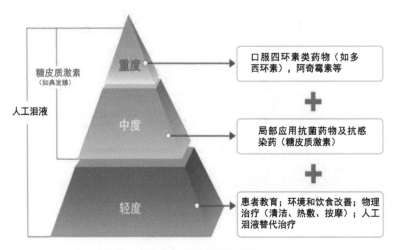	睑脂分泌异常 睑缘变钝圆或增厚 轻度新生血管增生 有充血	角膜可有局限染色
重度	中到重度症状		睑脂分泌异常 明显睑缘增厚增生 明显新生血管增生充血，伴角膜损伤	轻到中度结膜和角膜染色

2. MGD 的治疗措施。主要包括 3 部分：一是环境、饮食改善，包括补充相应营养素、改善工作饮食环境、忌辛辣刺激性食物等；二是物理治疗，包括清洁、热敷和按摩 3 个步骤；三是药物治疗，包括局部人工泪液、局部抗感染药物（如妥布霉素地塞米松眼膏涂睑缘）、全身口服四环素类药物等。根据病变严重程度分级治疗（图 25-5）。

图 25-5　MGD 的分级治疗

3. 鉴别诊断。MGD 须与单纯疱疹病毒性角膜炎进行鉴别诊断，后者亦可以引起丝状角膜炎，但一般无睑缘炎病变，角膜溃疡形态可资鉴别，抗病毒药物治疗有效。

📋 专家点评

    该病例属于 MGD 的典型病例，且出现了相关角膜并发症——丝状角膜炎，其治疗原则同 MGD 中、重度的治疗方案，激素的应用在有并发症的患者格外重要。伴有睑缘炎症者尽量选择含激素的眼膏涂抹睑缘，使用激素时应注意逐渐减量，同时注意监测眼压，对于角膜并发症进行软性角膜接触镜治疗，临床中部分出现角膜融解的患者应及早行角膜移植手术治疗。

参考文献

1. VISO E，GUDE F，RODRIGUEZ-ARES M T. The association of meibomian gland dysfunction and other common ocular diseases with dry eye： a population-based study in Spain. Cornea，2011，30：1-6.

2. SHIMAZAKI J，SAKATA M，TSUBOTA K，et al. Ocular surface changes and discomfort in patients with meibomian gland dysfunction. Arch Ophthalmol，1995，113：1266-1270.

3. 张梅，陈家祺，刘祖国，等 . 干眼患者 115 例的临床特点分析 . 中华眼科杂志，2003，39（1）：5-9.

4. 高子清，曲洪强，洪晶 . 干眼患者睑板腺的分析 . 中华眼科杂志，2011，47（9）：834-836.

5. TEO L，MEHTA J S，HTOON H M，et al. Severity of pediatric blepharo-keratoconjunctivitis in Asian eyes. Am J Ophthalmol，2012，153（3）：564-570.

6. KNOP E，KNOP N，MILLAR T，et al. The international workshop on meibomian gland dysfunction：Report of the subcommittee on anatomy，physiology，and pathophysiology of the meibomian gland. Invest Ophthalmol Vis Sci，2011，52（4）：1938-1978.

7. JACKSON W B. Blepharitis：current strategies for diagnosis and management.Can J Ophthalmology，2008，43（2）：170-179.

8. NELSON J D, SHIMAZAKI J, BENITEZ-DEL-CASTILLO J M, et al. The international workshop on meibomian gland dysfunction: report of the definition and classification subcommittee. Invest Ophthalmol visual Sci, 2011, 52 (4): 1930-1937.

（金奇芳）

026　深板层角膜移植治疗病毒性角膜溃疡合并混合感染 1 例

病历摘要

患者，男，70 岁。主诉：右眼反复红痛伴视力逐渐下降 20 余年，加重 2 个月。患者 20 余年来右眼反复红痛，感冒或劳累时易发，视力逐渐下降，近 2 个月症状加重。曾在多家医院诊治，诊断为右眼病毒性角膜溃疡，给予更昔洛韦滴眼液、左氧氟沙星滴眼液等治疗，效果不佳。遂入我院治疗。

[专科检查]　①右眼视力光感，矫正无提高。②结膜混合充血，结膜囊见少量黏脓性分泌物，角膜见约 8 mm×8 mm 大小地图状灰白色溃疡，达基质深层，中央约 2 mm×2 mm 大小范围后弹力膜膨出，见 1 mm×1 mm 大小瘢痕形成，角膜基质内见较多新生血管长入，眼内结构窥不入。③眼压正常。④眼前节检查（图 26-1）。

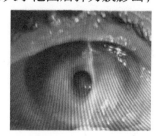

图 26-1　眼前节照相

[诊断]　右眼病毒性角膜溃疡（基质坏死型）合并混合感染。患者病史及溃疡形态较典型，诊断较明确。

[治疗及转归]　行深板层角膜移植手术（图 26-2）。

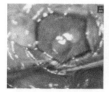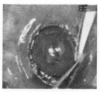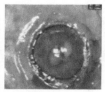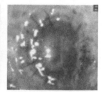

图 26-2　术中图片

术后用药：①阿昔洛韦片 0.2 g/ 次，5 次 / 日；②更昔洛韦滴眼液 4 次 / 日；③左氧氟沙星滴眼液 4 次 / 日；④妥布霉素地塞米松滴眼液 4 次 / 日；⑤玻璃酸钠滴眼液 4 次 / 日。

随访经过：术后第 1 天（图 26-3），VOD 0.1，角膜植片轻度水肿，层间贴合良好，前房中深，眼压正常。术后 3 个月（图 26-4），VOD 0.4，角膜植片透明，层间贴合良好，前房中深，见晶状体皮质轻度浑浊，眼压 15 mmHg。

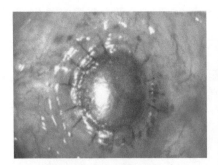 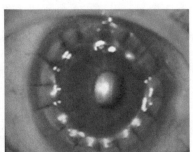

图 26-3　术后第 1 天　　　　　　图 26-4　术后 3 个月

病例分析

传统的角膜移植是以穿透性角膜移植为主，无论角膜病变在哪一层，一律全层切除角膜并进行移植。这样的手术具有明显的缺点：术后的免疫排斥反应发生率明显增加，散光较大，破坏了角膜的完整性导致对抗张力差，开窗式手术术式增加了术中爆发性脉络膜出血的概率，且穿透性角膜移植术式需要等待新鲜的角膜供体材料，往往因此而延误患者病情。近十几年来，逐渐形成了角膜成分移植的理念，即只在手术时更换角膜的病变部分，如对感染性角膜溃疡患者行板层角膜移植手术，因为减少了异体抗原，大大降低了免疫排斥反应；减少了对角膜完整性的破坏，从而减少术后散光；术中避免开窗，降低了术中风险；节约供体角膜，充分利用角膜材料，即一个角膜可以用于多个受体。最近，由于仪器设备的改进和手术技巧的提高，深板层角膜移植术在临床上逐渐普及、展开。去除全部或近全部角膜基质，仅保留小于 50 μm 角膜基质或后弹力层及角膜内皮层的手术方式，只要角膜内皮细胞层是健康的都可采取这种手术方式。目前，我国对于感染性角膜溃疡的手术治疗中，深板层角膜移植的比率也在逐年升高。该病例病变范围大，部分后弹力膜膨出，见 1 mm×1 mm 大小瘢痕形成，提示角膜曾经有过小的穿孔，角膜基质内见较多新生血管。若行穿透性角膜移植，术后排斥反应可能性较大，因而我们采用了深板层角膜移植手术，保留患者角膜后弹力层及内皮层，大大地减少了排斥反应发生概率。

专家点评

该病例为多年反复发作的病毒性角膜炎合并混合感染，且合并小穿孔，患者近乎失明。术者采用深板层角膜移植手术保留了患者角膜后弹力层及内皮层，大大地减少了角膜移植排斥反应发生概率，虽然手术难度较大，但是最终患者获得了较好的术后视力，角膜植片预后良好。

参考文献

1. LADAN ESPANDAR, ALAN N CARLSON. Lamellar keratoplasty: a literature review. J Ophthalmol, 2013, 2013: 894319.

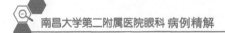

2. DONALD TAN，MARCUS ANG，ANSHU ARUNDHATI，et al. Development of selective lamellar keratoplasty within an asian corneal transplant program： the singapore corneal transplant study （an american ophthalmological society thesis）. Trans Am Ophthalmol Soc，2015，113：T10.

3. ANWAR M，TEICHMANN K D. Deep lamellar keratoplasty：surgical techniques for anterior lamellar keratoplasty with and without baring of Descement's membrane. Cornea，2002，21（4）：374-383.

（金奇芳）

027 带角膜缘干细胞的自体结膜移植治疗复发性翼状胬肉 1 例

病历摘要

患者，男，60 岁。主诉：发现右眼膜样新生物 3 年。患者 20 余年前右眼开始生长膜样物，逐渐增大，5 年前曾在南昌某医院诊断为翼状胬肉并行手术治疗（具体手术方式不详），术后 2 年复发，且逐渐增大，经常眼红、刺痛，影响美观，为进一步治疗遂入我院。

[专科检查]　①VOD 0.5，矫正无提高。②结膜充血，鼻侧结膜新生物长入角膜缘内 3 mm，鼻侧角膜可见瘢痕，右眼球外展轻度受限，余眼内结构未见明显异常。③眼前节检查（图 27-1）。

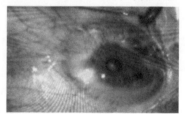

图 27-1　眼前节照相

[诊断]　右眼复发性翼状胬肉。

[治疗及转归]　带角膜缘干细胞的自体结膜移植术（图 27-2）。

术后用药：妥布霉素地塞米松滴眼液 4 次 / 日；玻璃酸钠滴眼液 4 次 / 日；妥布霉素地塞米松眼膏 1 次 / 日，睡前。1 周后改为氯替泼诺滴眼液 3 次 / 日；玻璃酸钠滴眼液 3 次 / 日。术后 1 个月停药。

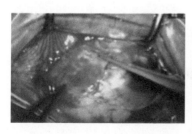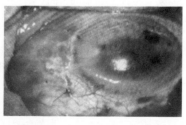

图 27-2　术中图片

随访经过：术后 1 周 VOD 0.8，结膜植片生长良好，角膜清亮，眼球运动正常（图 27-3）。眼压 16 mmHg。

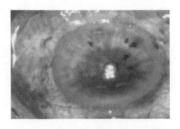

图 27-3　术后 1 周

病例分析

翼状胬肉是常见的眼表疾病，流行病学调查发现，该病的发生发展与环境密切相关，慢性紫外线损伤是其发病的主要因素。翼状胬肉为睑裂部与角膜上一种增生的纤维血管组织，侵犯角膜后常导致散光、遮挡视轴，影响视力，同时干扰泪膜功能，诱发眼表疾病。手术切除是改善视力的唯一有效办法，但术后复发率较高，可达 20% ~ 40%，常形成各种变性和增生改变，再次手术困难。因此，探索合理的手术方式、改善手术效果是现阶段翼状胬肉诊治中亟待解决的问题。

自体角膜缘干细胞移植术是移植带有角膜缘组织的自体结膜瓣到病变区域，手术方法简单。相关研究表明，其术后复发率较其他胬肉切除术式更低，同时又无明显并发症的发生，是一种安全、合理、有效的治疗方法。

国内外相关研究表明，复发性胬肉的发病机制之一是由于角膜缘干细胞功能部分缺乏或变性迁移，使角膜缘正常结构和功能受到破坏所致。角膜缘干细胞移植不仅能为病变区角膜缘提供正常的干细胞来源，使角膜上皮快速更新，而且能阻挡残余病变纤维血管组织与各种细胞生长相接触，有效地防止翼状胬肉的复发。

本例患者为复发性翼状胬肉，为有效降低复发率及恢复眼表完整性，采用了胬肉切除＋带角膜缘干细胞的自体结膜移植术，取得了较好的手术效果。

本病需要与睑裂斑相鉴别，后者常生长于角膜的鼻侧和颞侧，一般不侵入角膜缘内，患者手术史及查体可明确诊断。

专家点评

翼状胬肉手术种类繁多，包括单纯胬肉切除巩膜暴露、胬肉切除＋自体结膜瓣转位、胬肉切除＋自体结膜瓣移植、胬肉切除＋羊膜移植、胬肉切除＋带角膜缘干细胞的自体结膜移植、胬肉切除＋角膜移植＋角膜缘干细胞移植等。针对翼状胬肉不同阶段及分级可采用不同的手术方式，近年来被临床医师普遍接受、术后复发率控制较好的手术方式为胬肉切除＋带角膜缘干细胞的自体结膜移植术。该术式成本低，方法简单，适宜于基层医院大力推广。

参考文献

1. LUTHRA R, NEMESURE B B, WU S Y, et al. Frequency and risk factors pterygium in the Barbados eye study. Arch Ophthalmol, 2001, 119 (12)：1827-1832.

2. WALSH J E, BERGMANSON J P, WALLACE D, et al. Quantification of the ultraviolet radiation (UVR) field in the human eye in vivo using novel instrumentation and the potential benefits of UVR blocking hydmgel contact lens. Br J Ophthalmol, 2001, 85 (9)：1080-1085.

3. AL-BDOUR M, AL-LATAYFEH MM. Risk factors for pterygium in an adult Jordanian population. Acta Ophthalmol Scand, 2004, 82 (1)：64-67.

4. 成进魁，杨燕宁. 原发性进展型翼状胬肉与泪膜的相关性研究. 国际眼科杂志, 2014, 14 (9)：1652-1655.

5. 谢立信，胡隆基，张怡，等. 角膜缘上皮和球结膜移植治疗翼状胬肉. 中国实用

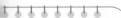
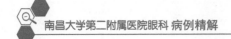

眼科杂志，1996，14（9）：538-539.

6. SOLOMON A S. Pterygium. Br J Ophthalmol, 2006, 90 (6)：665-666.

7. SHIMAZAKI J，SHINOZAKI N，TSUBOTA K. Transplantation of amniotic membrane and limbal autograft for patients with recurrent pterygium associated with symblepharon. Br J Ophthalmol, 1998, 82 (3)：235-240.

（金奇芳）

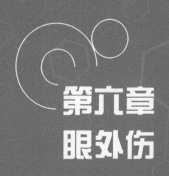

第六章
眼外伤

028　创伤性晶状体半脱位 1 例

病历摘要

　　患者，男，50 岁。主诉：右眼被木头崩后视力下降 1 年。1 年前患者锯木头时不慎被弹起的木头崩伤，当时右眼疼痛、流泪及视力下降，就诊于当地医院，诊断不详，予以滴眼液治疗（具体不详）后上诉症状缓解，但右眼视力逐渐下降，遂来我院就诊。既往体健。

　　[专科检查]　①VOD 0.04（矫正无提高），VOS 1.0。②TOD 17 mmHg，TOS 16 mmHg。③眼前节检查：右眼角膜清亮，前房深度正常，Tyndall（－），虹膜纹理清楚，无前后粘连，瞳孔圆，直径 4 mm，对光反应存在，晶状体向下方脱位，散瞳后见上方晶状体赤

141

道部（图 28-1）；左眼正常。④眼底检查：双眼正常。

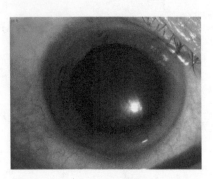

图 28-1　入院散瞳后右眼眼前节照相

[诊断]　右眼创伤性晶状体不全脱位。

[治疗及转归]　治疗原则：①无症状者，随诊观察。②高度散光或单眼复视者，对于晶状体半脱位矫正视力不理想或屈光不正进行性增大，以及出现继发性青光眼等并发症，应尽早考虑手术治疗。

治疗方案：右眼晶状体摘除、前段玻璃体切割联合人工晶体缝线固定。

术后 1 周 VOD 0.3，眼内压正常；术后半年 VOD 0.6，眼内压正常，人工晶体位正，眼底正常。

📋 病例分析

1.晶状体脱位分类。①晶状体半脱位：晶状体悬韧带部分断裂或薄弱，晶状体位置偏离，但仍然部分位于瞳孔区内。②晶状体全脱位：晶状体悬韧带完全断裂，晶状体脱位于前房、玻璃体腔或嵌顿在瞳孔区。

2.晶状体脱位临床表现。

（1）症状：视力下降，单眼复视。

（2）体征：晶状体偏离或不在瞳孔区，虹膜震颤，晶状体震颤。

1）晶状体半脱位：眼底检查可见双眼底像，无晶状体区为高度远视，眼底像较小，晶状体周边部为高度散光。前房深度不对称。可继发青光眼。

2）晶状体全脱位：晶状体脱位于前房时，可见前房内油滴样晶状体位于瞳孔区前。由于晶状体屈光力增强，呈高度近视晶状体阻挡或嵌顿于瞳孔区，可引起瞳孔阻滞而致急性青光眼。可伴白内障、玻璃体脱入前房。由于外伤所致者，可脱位于角、巩膜伤口外的结膜下或眼外。

3. 晶状体脱位病因。

（1）外伤：晶状体悬韧带部分或全部断裂。如合并眼球壁破裂（多在角巩膜缘）则晶状体可能脱位于眼球外。需排除马方（Marfan's）综合征等易感因素。

（2）马方综合征：患者身材高，四肢细长，可有主动脉瘤和主动脉扩张。双侧晶状体向上方或颞侧半脱位，常易伴发视网膜脱离。多为常染色体显性遗传。

（3）同型胱氨酸尿症：智力发育迟缓，体型和马方综合征类似，骨质疏松，血栓形成发病率高（尤其是在全麻时）。双侧晶状体向下方或鼻侧半脱位，易发生视网膜脱离。多为常染色体隐性遗传。

（4）球形晶状体—短矮畸形综合征（Marchesani综合征）：四肢粗短，身材矮小，智力发育迟缓。小球形晶状体，屈光性近视，晶状体可脱位于前房导致青光眼。多为常染色体隐性遗传。

（5）其他：后天性梅毒、先天性晶状体异位、无虹膜症、埃勒斯-当洛斯（Ehlers-danlos）综合征、克鲁宗（Crouzon）综合征、高赖氨酸血亚硫酸盐氧化酶缺乏、高度近视、慢性炎症、过熟期白内障等。

4. 晶状体脱位诊断。

（1）病史：上述疾病的家族史，限外伤史，全身性疾病，如梅毒、癫痫发作等。

（2）全面的眼科检查：裂隙灯下必要时散瞳，注意观察晶状体脱位是单侧还是双侧以及脱位方向，可让患者眼球来回转动，以检查有无微小的虹膜和晶状体震颤。

（3）全身检查：体型，四肢和手指，心血管系统检查。①对马方综合征和同型胱氨酸尿症的系统检查应请内科医师会诊。②尿硝普钠试验或尿色谱法以排除同型胱氨酸尿症。③超声心动图可排除马方综合征所伴发的主动脉瘤。④快速血浆反应素（rapid plasma regain，RPR）试验和荧光密螺旋体抗体吸附试验（fluorescent treponemal antibody absorption test，FTA-ABS）除外梅毒。

（4）鉴别诊断：本病须与马方综合征、同型胱氨酸尿症、球形晶状体—短矮畸形综合征等疾病相鉴别。

5. 晶状体脱位治疗。

（1）晶状体脱入前房：①散瞳，让患者仰卧，变动头位使晶状体进入后房。必要时可在表面麻醉后用棉签压迫角膜使晶状体复位，当晶状体回到后房后，可用0.5% ～ 1%毛果芸香碱，4次/日缩瞳，之后行激光周边虹膜切开术。②手术摘除晶状体的适应证：已形成白内障；上述措施失败；患者反复发生晶状体脱位。

（2）晶状体脱入玻璃体：①晶状体囊完整，患者无症状，无炎症征象，观察。②晶状体囊破裂，出现炎症反应，则行平坦部切口的晶状体玻璃体切割术。

（3）晶状体半脱位：

1）无症状继续观察。

2）高度散光或单眼复视。对于晶状体半脱位矫正视力不理想或屈光不正进行性增大，以及出现继发性青光眼等并发症者应尽早考虑手术治疗。与外伤性晶状体半脱位相比，先天性晶状体半脱位的手术难度更大，而且马方综合征等伴有全身异常的晶状体脱位还具有一定的进展趋势。

手术包括晶状体摘除和 IOL 固定。可采取晶状体囊内或囊外摘除术，严重者还可选择经睫状体平坦部的晶状体玻璃体切割术。固定 IOL 时可以植入前房型 IOL、虹膜固定型 IOL、在睫状沟缝合固定 IOL 或在囊袋内植入 IOL 和囊袋内张力环（capsular tention ring，CTR）。晶状体超声乳化吸除联合 CTR 及 IOL 植入术主要用于外伤性晶状体半脱位。轻度晶状体半脱位（瞳孔正常大小时见不到晶状体边缘，散瞳后方能发现晶状体半脱位且脱位程度较轻）植入的 CTR 基本可使 IOL 居中，但应注意长期随访；中度晶状体半脱位（瞳孔正常大小时即可见到脱位的晶状体边缘，但晶状体边缘未超过瞳孔中线）摘除晶状体并植入 CTR 和 IOL 后，多数病例 IOL 偏心仍 ≥ 1.5 mm，可于术后 2～3 个月再次手术，行 CTR 巩膜固定术；重度晶状体半脱位（脱位的晶状体边缘已经超过瞳孔中线者）可采用传统的手术方法（晶状体摘除、前部玻璃体切割和 IOL 巩膜缝合固定或前房型 IOL 植入）治疗。

3）因白内障影响视力，可选择的方法有手术摘除晶状体、散瞳（如复方托品酰胺，1 次 / 日）+ 无晶状体眼视力矫正（使用无晶状体区）、缩瞳 + 有晶状体眼的视力矫正（使用有晶状体区及大的

笔记

光学虹膜切除术远离晶状体区）。

（4）瞳孔阻滞：充分散瞳，必要时角膜缘注射混合散瞳剂。也可根据情况采用 YAG 激光周边虹膜切开术。①合并马方综合征时，建议内科会诊，每年做 1 次心电图并治疗心血管相关疾病，如果患者手术（包括牙科手术）需给予抗菌药物预防心内膜炎。②合并同型胱氨酸尿症时，建议患者内科治疗。常规治疗为：维生素 B_6，50～100 mg 口服，1 次 / 日；减少饮食中蛋氨酸的摄入；尽量避免手术，以降低血栓并发症的危险，若必须手术，应给予相应的抗凝治疗。

专家点评

本例结合患者外伤史，由创伤所致的晶状体半脱位可以明确诊断，且患者因伤后 1 年视力明显下降就诊，有手术指征，手术采用传统的手术方法经睫状体平坦部晶状体摘除、前段玻璃体切割联合人工晶体巩膜缝线固定治疗，取得了较好的疗效，极大地改善了患者的视功能。

参考文献

1. 葛坚 . 眼科学 . 北京：人民卫生出版社，2005:230.
2. 何守志 . 晶状体病学 . 北京：人民卫生出版社，2004:551.
3. 李光玲，冯熠 . 外伤性晶状体脱位的手术治疗 . 中华眼外伤职业眼病杂志，2004，26（10）:694-695.

（游志鹏　罗文彬）

029 眼内异物铁质沉着症 1 例

病历摘要

患者，男，55 岁。主诉：右眼被铁丝刺伤 4 个月，视力下降 3 个月。4 个月前患者使用带有铁丝球的砂轮机时被松脱的铁丝刺伤右眼，当时感右眼疼痛，无明显视力下降，半小时后右眼疼痛缓解，自行滴滴眼液，未就诊。3 个月前患者自觉右眼视力下降，至当地县医院就诊，检查发现右眼眼内异物，行右眼内异物取出术并局部抗感染治疗（具体不详）。随后患者出现右眼反复眼红、畏光不适及持续的视力下降等情况，多次就诊于当地医院，均予以滴眼液抗感染治疗。为进一步治疗，遂来我院就诊。既往体健。

[专科检查] ① VOD 光感，VOS 1.0。② TOS 16 mmHg，TOS 14 mmHg。③眼前节检查：右眼角膜清亮，前房深度正常，虹膜呈浅棕色，无前后粘连，瞳孔散大，直径 5 mm，对光反应消失，晶状体前囊下弥漫性棕黄色颗粒（图 29-1）；左眼正常。④眼底检查：右眼玻璃体棕黄色浑浊，眼底隐约见视盘界清，色红，动脉白线样，静脉较细，视网膜平，黄斑反光消失（图 29-2）；左眼正常。⑤眼眶 CT 提示右眼球内异物（图 29-3）。

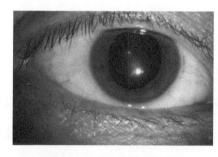

图 29-1 入院右眼眼前节照相

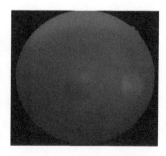

图 29-2 入院右眼眼底照相

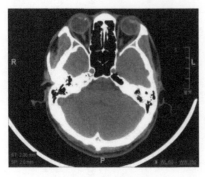
图 29-3　入院眼眶 CT

[诊断]　①右眼球内异物；②右眼铁质沉着症；③右眼并发性白内障。

[治疗及转归]　①治疗原则：尽快取出眼内残留的异物，减少铁质沉着引起的视网膜光感受器、色素上皮的持续损伤。②治疗方案：右眼晶状体、玻璃体切除联合异物取出。

术后半年右眼视力为指数 /30 cm，眼内压正常，虹膜呈浅棕色，瞳孔散大，直径 5 mm，对光反应消失，眼底视网膜主要分支动脉白线样，视网膜在位。

病例分析

眼内异物是指致伤物穿破眼球壁存留于眼内的损害。其损伤因素包括机械性破坏、化学及毒性反应、继发感染等。眼内异物严重危害视功能。由于异物飞入眼内的方向不同，异物可存留于眼内的不同位置，包括视盘、黄斑部等。任何眼部或眶部外伤，首先都应确定是否有异物的存留。

1.异物的性质及其损害因素。眼内的反应取决于异物的化学成分、部位及有无带菌。

（1）不活泼的不带菌异物：小的沙、石、玻璃等少有或无反应性，眼组织尚能耐受。金属异物，如铁、铜、锌是常见的反应性异物，对眼组织有毒性损害。很小的异物多数可以被机化组织包裹，反应较轻，大的异物常有刺激性炎症，引起细胞增生、牵拉性视网膜脱离以致眼球萎缩等。

笔记

（2）铁质沉着症：铁可在眼内多种组织沉着，并释放出铁离子被氧化，并向异物周围扩散，引起组织脂质过氧化、细胞膜损伤、酶失活等毒性反应。光感受器和色素上皮对铁质沉着最敏感，损害后的症状为夜盲、向心性视野缺损或失明。其他组织损害常有角膜基质铁锈色沉着、虹膜异色症、晶状体棕色沉着、玻璃体浑浊、视网膜病变及视神经萎缩等。

（3）铜质沉着症：为铜的毒性反应，可引起急性铜质沉着症和严重炎症反应。常见有铜亲和膜性结构，在角膜周边部后弹力层沉着，形成 K-F 环，房水有绿色颗粒，虹膜呈黄绿色，晶状体皮质及后囊表面有黄绿色细点状沉着物，称"向日葵样白内障"，玻璃体呈棕红色浑浊，并有条索形成，视网膜血管和黄斑区有金属斑。

2. 眼内异物的诊断。主要依据病史和临床表现，特别要详细询问外伤史，有目的地做影像学检查。发现伤口是诊断的重要依据。如角膜有线状伤口或全层伤口，相应的虹膜部位有穿孔痕，晶状体局限性浑浊，表明有异物进入眼内。细小的巩膜伤口较难发现。若屈光间质尚透明，可在裂隙灯或检眼镜下直接看到异物。

影像学检查是眼内异物定位的重要检查方法，特别是对屈光间质不透明者更是重要，临床上常采用CT扫描、X线摄片、超声等方法。MRI 可用于非磁性异物检查。

3. 眼内异物的治疗。眼内异物一般应及早取出。手术方法取决于异物类型、所在位置、是否有磁性、是否包裹等。对前房及虹膜异物可在靠近异物的方向或相对方向做角膜缘切口取出。晶状体异物，若晶状体大部分透明，可不必立即手术。若晶状体已浑浊，可连同异物一起摘除。玻璃体内或球壁异物，若无视网膜并发症，可在定位后应用磁铁从外路取出。若位置靠后，异物大，有包裹并有粘连，均需行玻璃体手术取出，同时处理并发症。

专家点评

　　本例患者伤后出现短暂的疼痛后缓解且无明显视力下降，患者自觉不严重，遂错过最佳的治疗时机。伤后1个月患者出现视力下降，就诊于当地医院未进一步检查就予以异物取出，且异物取出后未及时进行相关检查以排除异物残留可能；随后患者反复出现右眼红、畏光等类似葡萄膜炎的症状，同时视力持续下降，未能引起当时接诊医师的注意。铁沉着引起的氧化损伤导致患者视网膜血管的狭窄甚至闭塞，以及光感受器、色素上皮的持续损伤，造成患者视功能永久性损害。因此我们的临床工作应该仔细再仔细，尽可能早诊断并及时有效地治疗，最大限度减少患者的损害。

参考文献

1. 张效房. 眼内异物的定位与摘出. 2版. 北京：科学出版社，2001:10.

2. 戴怡康，周行涛，卢奕. 眼铁锈症临床分析. 中华眼科杂志，2005，41（2）：173-175.

3. MUMCUOGLU T, OZGE G, SOYKUT B, et al. An animal model（guinea pig）of ocular siderosis:histopathology, pharmacology, and electro-physiology. Current eye research, 2015, 40（3）:314-320.

4. YOU C Y, YU J G, MAO C J, et al. Characteristic and treatment of ocular siderosis due to missed diagnosis of intraocular iron foreign body. Chin J Ocul Traum Occup Eye Dis, 2016, 38（2）:114-118.

（罗文彬　毛新帮　游志鹏）

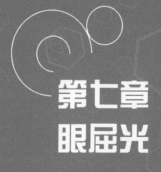

第七章
眼屈光

030 近视激光术后屈光回退屈光性人工晶体植入 1 例

病历摘要

患者，男，36 岁。主诉：双眼视力下降数年。患者双眼近视，因应征入伍于 2000 年行准分子激光上皮下角膜磨镶术（laker epithelial keratomileusis，LASEK），术后初期视力稳定，几年后因近距离用眼过多，双眼视力逐渐下降。无其他病史。

[专科检查] ①双眼裸眼视力 0.05；电脑验光 OD -11.50 DS/-4.25 DC×121°，OS -12.00 DS/-2.75 DC×19°；主觉验光 OD -8.50 DS → 0.8（球镜最低度数最好视力，散光矫正无助），

笔记

OS -8.50 DS → 0.8（球镜最低度数最好视力，散光矫正无助）（图 30-1）。②角膜厚度：OD 453 μm，OS 456 μm；双眼角膜白 - 白 11.2 mm；前房深度：OD 3.5 mm，OS 3.5 mm；眼轴：OD 28.38 mm，OS 29.41 mm；双眼角膜轻度 haze 1 级；双眼底呈高度近视改变；UBM、内皮细胞形态及计数均正常；余（ - ）。③ LASEK 激光切削术后角膜地形图（图 30-2）。

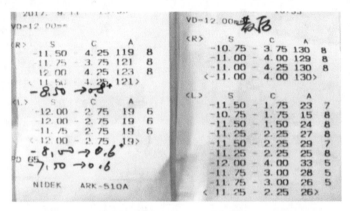

A：散瞳前电脑验光加主觉验光　　　　B：散瞳后电脑验光

图 30-1　视力检查

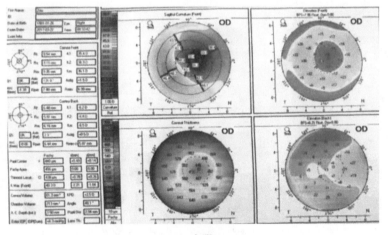

A：右眼

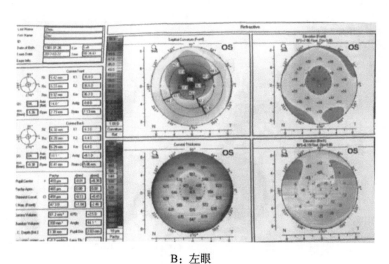

B：左眼

图 30-2　LASEK 激光切削术后角膜地形图

[诊断]　①双眼屈光回退；②双眼角膜激光术后。

[治疗及转归]　本例患者因近视度数高，角膜薄已经不能接受角膜激光手术，故右眼植入 -9.5 D（植入眼内按公式计算结果）屈光性可植入性隐形眼镜（implantable collamer lens，ICL），左眼植入 -9.0 D（植入眼内按公式计算结果）屈光性 ICL。术后 VOD 1.0，VOS 0.8（电脑验光 OD -2.25 DS/-3.25 DC×134°，OS -4.00 DS/-3.00 DC×27°）（图 30-3）。因年龄关系考虑到需要预防老视，给予左眼（非注视眼）未全矫正。患者术后 1 个月裸眼 VOD 1.0，VOS 0.8。

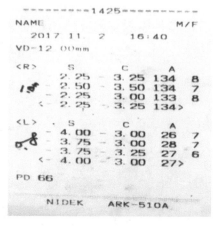

图 30-3　术后视力检查

病例分析

屈光回退是指屈光性角膜手术后一段时间内，非欠矫造成的偏离矫正目标 -0.5 D 及以上的残余近视，出现治疗效果减退、裸眼视力下降的现象，是一种逐步发生的、部分或全部的屈光矫正作用丧失，从而影响手术的预测性、长期稳定性和有效性。

屈光回退（反弹）成因：①屈光度数未稳定；②病理性近视；③年龄小，眼球成长发育未稳定；④角膜愈合过程伴成纤维细胞的活化增生，导致细胞外基质沉积，切削区被填充，进而引起回退；⑤角膜基质炎性细胞的浸润、胶原纤维增生水肿，进而导致屈光回退；⑥术前角膜过薄、屈光度数较高、术后残留角膜基质床过薄，若其抗张强度不足以对抗原眼压作用，就会因角膜前凸而导致屈光回退。

屈光回退处理：①药物治疗（初期），如激素治疗、睫状肌麻痹剂、降眼压药治疗等；②框架眼镜矫正；③角膜够厚，再次行角膜激光（LASEK/LASIK）增效手术；④屈光性 ICL 植入手术。

本病须与调节过度（又称调节过剩、调节超前、调节超常）相鉴别。后者指睫状肌功能亢进，晶状体弹性超常，紧张性异常增高，一般是有一段时间性的精神因素（调节神经紊乱），散瞳治疗能有效恢复视力。

专家点评

屈光回退患者的一些注意事项。①验光：主觉验光最重要，客觉验光不一定真实，原因是角膜激光有偏心切削、角膜 haze 影响；

②角膜曲率低；③手术时注意切口位置选择；④若是高度近视，应排除眼底疾病隐患。

参考文献

1. HU D J, FEDER R S, BASTI S, et al. Predicitive formula for calculating the probability of LASIK enhancement. J Cataract Refract Surg, 2004, 30 (2)：363-368.

2. LYLE W A, JIN G J. Retreatment after initial laser in situ keratomileusis. J Cataract Refract Surg, 2000, 26 (5)：650-659.

3. ALHIETZ J M, LENTON L M, MCLENNAN S G. Chronic dry eye and regression after laser in situ keratomileusis for myopia. J Cataract Refract Surg, 2004, 30 (3)：675-684.

4. LINDSTROM R L, MAILER B S. Market trends in refractive surgery. J Cataract Refract Surg, 1999, 25 (10)：1408-1411.

5. 房城伯. PRK 术后屈光回退和 Haze 的药物防治进展. 现代诊断与治疗, 2003, 14 (4)：239-241.

6. CHAYET A S, ASSIL K K, MONTES M, et al. Regression and its mechanisms after laser in situ keretomileusis in moderate and high myopia. Ophthalmology, 1998, 105 (7)：1194-1199.

7. 毛伟, 周宏健, 陆斌, 等. 准分子激光上皮下角膜磨镶术后屈光回退的相关性分析. 临床眼科杂志, 2006, 14 (3)：210-212.

8. 王道升, 余笑. LASEK 术后屈光回退的相关因素分析. 中国中医药咨讯, 2011, 3 (16)：88-89.

9. BAEK T, LEE K, KAGAYA F, et al. Factors affecting the forward shift of posterior corneal surface after laser in situ keretomileusis. Ophthalmology, 2001, 108 (2)：317-320.

（吴宏禧　桂馥　游志鹏）

031 近视激光术后调节过度 1 例

病历摘要

患者，男，17岁。主诉：双眼视力下降数年。患者双眼近视，因参军入伍于2015年5月12日行飞秒激光辅助制瓣+准分子激光原位角膜磨镶术。术前检查：双眼裸眼视力0.3；小孔验光 OD -2.25 DS/-0.75 DC×180°→1.0，OS -1.75 DS/-1.25 DC×180°→1.0；散瞳验光 OD -2.50 DS/-0.75 DC×180°→1.0，OS -1.50 DS/-1.00 DC×180°→1.0；角膜厚度 OD 545 μm，OS 545 μm；TOD 18 mmHg，TOS 16 mmHg；余无异常；角膜地形图检查（图31-1）。术后半个月（5月27日）：裸眼VOD 1.5，VOS 1.2。于2015年9月入伍，10月出现双眼视力下降。

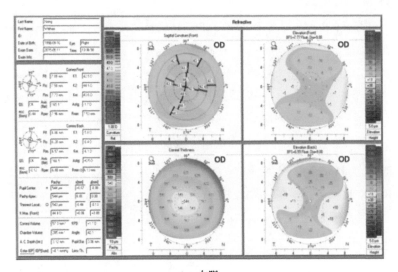

A：右眼

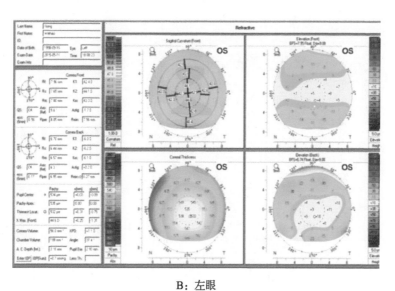

B：左眼

图 31-1　术前角膜地形图

[专科检查]　2015 年 10 月裸眼 VOD 0.15，VOS 0.25；小孔验光 OD -8.00 DS/-0.50 DC×60°→ 0.4，OS -9.00 DS/-1.25 DC×108°→ 0.6；散瞳后验光 OD -3.50 DS/-0.50 DC×35°→ 0.3；OS -0.75 DS/-0.50 DC×110°→ 0.5；角膜地形图检查（图 31-2）。

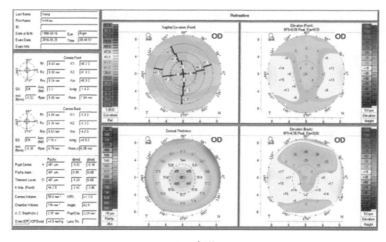

A：右眼

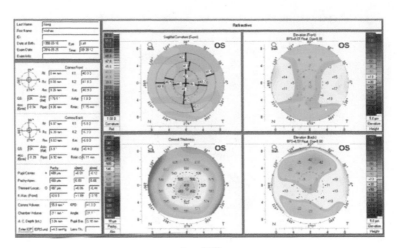

B：左眼

图 31-2　术后角膜地形图

[诊断]　双眼调节过度。

[治疗及转归]　对双眼进行调节过度处理。本例患者给予复方托吡卡胺滴眼液 4～5 次 / 晚治疗。用药 1 周后裸眼 VOD 0.6，VOS 1.0；验光 OD -0.50 DS，OS -0.75 DS/-0.50 DC×100°；试镜验光 OD -0.50 DS → 1.0。3 个月后复查裸眼 VOD 1.2，VOS 1.2；验光 OD +0.25 DS/-0.25 DC×10°，OS +0.00 DS/-0.25 DC×5°。

病例分析

调节过度（accommodative excess）又称调节过剩、调节超前、调节超常，指睫状肌功能亢进，晶状体弹性超常，紧张性异常增高。体征：①视物模糊、视力不稳定；②稍作近距离阅读和工作后即感眼胀、头疼；③畏光、对光敏感、从视近转为视远时聚焦困难。

治疗方法：①屈光矫正，即使很低度数的远视、散光和屈光参差。②视觉训练——调节放松训练；③药物治疗——散瞳，2 次 / 晚，睡前半小时滴；④青少年配渐进片，有内隐斜或外隐斜可用低度三棱镜。

本病需与屈光回退相鉴别。后者是指屈光性角膜手术后一段时间内，非欠矫造成的偏离矫正目标 -0.5 OD 及以上的残余近视，出现治疗效果减退、裸眼视力下降的现象，是一种逐步发生的、部分或全部的屈光矫正作用丧失，从而影响手术的预测性、长期稳定性和有效性。

专家点评

患者近视术后出现视力下降的情况，首先应该排除因手术引起的视力下降可能，如感染、继发性圆锥角膜；其次就是排除眼底的因素，如视网膜脱离、眼底出血、球后视神经炎等病变。

该例患者术后出现调节过度可能存在精神因素。术前进行的双眼调节度、双眼视功能的检查，既可以了解患者的调节功能，也可以对患者的术后进行预判或者提前进行干预性的治疗。

参考文献

1. 景聪荣.准分子激光原位角膜磨镶术对高度近视手术前后视力及眼调节力变化分析.中国医学工程，2013（10）：172-172.

2. 曾孝宇，黄悦，王桂琴，等.LASIK治疗高度及超高度近视术后10年疗效观察.中华眼视光学与视觉科学杂志，2015，17（8）：484-487.

3. 陈丽华.去瓣LASEK治疗高度近视的5年疗效观察.国际眼科杂志，2015，15（9）：1539-1541.

4. 马佳.准分子激光角膜切削术用于高度近视治疗临床研究.当代医学，2015，21（27）：32-33.

5. CHO P, CHEUNG S W. Retardation of myopia in orthokeratology (ROMIO) study: a 2-year randomized clinical trial. Invest Ophthalmol Vis Sci, 2012, 53 (11): 7077-7085.

6. SANTODOMINGO-RUBIDO J, VILLA-COLLAR C, GILMARTIN B, et al. Myopia control with orthokeratology contact lenses in Spain: refractive and biometric changes. Invest Oph- thalmol Vis Sci, 2012, 53 (8): 5060-5065.

7. KANG P, GIFFORD P, SWARBRICK H. Can manipulation of orthokeratology lens parameters modify peripheral refraction. Optom Vis Sci, 2013, 90 (11): 1237-1248.

8. ZHU M J, FENG H Y, HE X G, et al. The control effect of orthokeratology on axial length elongation in chinese children with myopia. BMC Ophthalmol, 2014, 14 (1): 141.

（吴宏禧　桂馥　游志鹏）

032　眼前节毒性综合征 1 例

病历摘要

患者，男，35 岁。主诉：左眼行屈光性 ICL 植入术后不适 1 天。患者因双眼高度近视 20 余年，要求行双眼屈光性 ICL 植入术。无其他病史。

[专科检查]　双眼裸眼视力 0.05，OD -15.50 DS/-1.50 DC×80°→0.8，OS -14.00 DS/-1.00 DC×105°→0.8；角膜厚度 OD 508 μm，OS 500 μm；前房深度 OD 3.03 mm，OS 3.05 mm；双眼角膜白 - 白 11.4 mm；眼轴 OD 29.21 mm，OS 28.52 mm；UBM、内皮细胞形态及计数均正常；双眼底呈高度近视改变；余（-）。

[诊断]　眼前节毒性综合征（toxic anterior segment syndrome，TASS）。

[治疗及转归]　于 2014 年 8 月 23 日行双眼屈光性 ICL 植入术，手术顺利。术后第 1 天裸眼 VOD 0.8，VOS 0.5；TOD 15 mmHg，TOS 18 mmHg；左眼出现眼红，视力稍差，结膜睫状充血，角膜内皮见白色粉尘状 KP，下方前房角见少许白色粉尘状物堆积，散瞳后前房粉尘状物较前增加，玻璃体腔透明（图 32-1）。无其他不适。

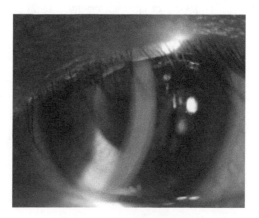

图 32-1　左眼术后眼前节照相

本例患者因炎性反应不是特别重，未前房冲洗及取样送检（避免新的感染因素带入眼内）。术后第1天使用左氧氟沙星眼液及妥布霉素地塞米松眼液1次/小时；托吡卡胺眼液散瞳及妥布霉素地塞米松眼膏睡前1次/晚；全身加用地塞米松注射液10 mg/d，静脉输液。前3天治疗不变。术后第4天检查：裸眼 VOD 1.0，VOS 0.8；TOD 11 mmHg，TOS 13 mmHg；前房白色粉尘状物及角膜 KP 吸收未见，停用地塞米松注射液，继续使用左氧氟沙星眼液、妥布霉素地塞米松眼液4次/日，妥布霉素地塞米松眼膏睡前1次/晚，用药5～6天，带药出院。术后1个月复查：裸眼 VOD 1.0，VOS 0.8；TOD 12 mmHg，TOS 13 mmHg；渗出物全吸收，且未见晶体上有沉着物（图32-2）。

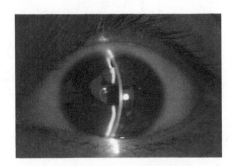

图 32-2　术后 1 个月眼前节照相

病例分析

1. TASS 概述。TASS 是一种眼前节急性非感染性炎症，常见于眼前节术后的早期，尤其多见于白内障超声乳化术后，IOL 植入术后也可发生，是近年来眼前节手术后短期内发生的原因不明的一种少见并发症。

2. TASS 典型的临床表现。①视物模糊，一般无眼部疼痛；②弥漫性角膜水肿，伴轻度后弹力层褶皱；③前房反应不一，多数前房有纤维素性渗出，偶有前房积脓；④多数患者伴有虹膜点状或弥漫性萎缩，瞳孔不规则散大；⑤眼压在术后炎症的早期降低或正常，随着炎症的进展，小梁网损伤严重的可继发青光眼；⑥房水和玻璃体细菌培养为阴性。

3. TASS致病原因。①眼内灌注液中的化学成分、pH值和渗透压；②人工晶状体接触和存留的物质；③超声手柄冲洗不完全；④植入器和针管器械冲洗不够充分；⑤变性的黏弹剂残留；⑥前囊膜染色剂（台盼蓝）；⑦防腐剂、消毒剂、麻醉剂、细菌内毒素；⑧高压蒸汽灭菌器中的水和水蒸气。

4. TASS的组织病理学特征。①急性炎性反应，细胞坏死和（或）凋亡以及细胞外组织破坏。②角膜水肿的发生机制与内皮细胞形态不规则、细胞间连接的急性破坏和屏障功能的急性丧失有关，若残存的有活力的内皮细胞不能移行、变薄、代偿以覆盖受损伤区域，就会产生持续性的角膜水肿。③虹膜电镜下可见色素上皮丢失，残存灶状色素上皮，表面可见细胞碎屑，纤维疏松外露。④若侵害虹膜上支配瞳孔的神经会造成瞳孔开大强直。⑤若侵及睫状体上皮和小梁网会引起低眼压及继发青光眼。

5. 治疗、转归与防范。一般认为糖皮质激素治疗有效，关键在于从上述的致病因素中加强预防。

6. 鉴别诊断。TASS需与感染性眼内炎相鉴别。①感染性眼内炎多因术眼术前带菌、器械或敷料消毒措施不严格、滴眼液污染等，于内眼术后3～7天发生，体征不仅局限于眼前节，且玻璃体内有大量渗出及脓腔形成；②约75%的眼内炎患者眼部疼痛，并伴有其他感染体征，如术眼畏光、流泪、眼睑肿胀、结膜水肿、分泌物增多、弥漫性结膜充血等；③对房水及玻璃体检查革兰染色及细菌培养可以为阳性。

专家点评

TASS 多见于眼前节手术后 12 ～ 24 小时，少数为迟发性反应。主要与眼内炎鉴别，眼内炎多见于内眼术后 3 ～ 7 天发生，且眼前节及玻璃体内有大量脓性渗出，视力下降，眼部症状明显，应该引起特别注意。

TASS 患者视力下降，无明显疼痛或疼痛较轻，内皮细胞损失在 70% 以上可出现重度弥漫性角膜水肿，可伴有睫状充血。纤维素性渗出甚至前房积脓，虹膜损害，瞳孔不规则散大，严重者可继发青光眼。这种炎性反应仅限于眼前节，眼后节组织无明显受累。对房水及玻璃体检查革兰染色及细菌培养均为阴性。因本例患者反应轻，且患者活动期房水渗出不多，安全起见没有进行房水取样，以免引起医源性感染。

参考文献

1. MAMALIS N. Toxic anterior segment syndrome update. J Cataract Refract Surg, 2010, 36 (7)：1067-1068.

2. MOYLE W, YEE R D, BUMS J K, et al. Two consecutive clusters of toxic anterior segment syndrome. Optom Vis Sic, 2013, 90 (1)：e11-e23.

3. 谢立信, 黄钰森. 眼前节毒性反应综合征的临床诊治. 中华眼科杂志, 2008, 44 (12)：1149-1151.

4. SENGUPTA S, CHANG D F, GANDHI R, et al. Incidence and long-term outcomes of toxic anterior segment syndrome at Aravind Eye Hospital. J Cataract Refract Surg, 2011, 37 (9)：1673-1678.

5. BODNAR Z, CLOUSER S, MAMALIS N. Toxic anterior segment syn-drome：update on the most common causes. J Cataract Refract Surg, 2012, 38 (11)：1902-1910.

6. 刘晒莉，马忠旭. 眼前节毒性反应综合征的临床研究进展. 医学综述，2011，17（5）：760-763.

7. 许寅聪，王超英. 眼外伤玻璃体切割术后晶状体皮质过敏性眼内炎 1 例. 中国中医眼科杂志，2015，25（5）：369-370.

8. 马钰，贺经. 眼前节毒性反应综合征的研究进展. 国际眼科杂志，2017，17（4）：669-672.

（吴宏禧　桂馥　游志鹏）

033 继发性圆锥角膜患者 1 例

病历摘要

患者，男，27 岁。主诉：右眼视力进行性下降 1 年余，近半年来尤为明显。曾在当地医院就诊，诊断为右眼屈光回退，5 年前曾在外地医院行双眼近视矫正手术，具体术式及术前情况不详。

[专科检查] ① VOD 0.1，4.00 DS/3.00 DC×60° → 0.5；VOS 0.8，-0.75 DC×180° → 1.0。②双眼角膜清亮，角膜瓣在位，右眼中央角膜变薄、前突（图 33-1A），基质层可见纹状皱褶（图 33-1B），双前房中深，瞳孔圆，晶状体透亮。③右眼眼底检查模糊，左眼视盘边界清楚，C/D=0.3，视网膜平伏，血管走行正常，无出血、渗出，黄斑亮点可见。④ Allegro oculyzer 角膜形态分析仪检查。右眼角膜前表面曲率 49.60/49.90 D，角膜后表面曲率角膜 -7.8/-8.2 D，角膜最陡峭处曲率 66.2 D，最薄处厚度 373 μm，最薄处距离瞳孔位置 X + 0.20 μm，Y -0.30 μm；ISV 186，IHA 52.4，IVA 2.33，IHD 0.243，KI 1.65，RMin 5.10，CKI 1.15，TKC KC3-4，角膜变异系数 3.9（图 33-2）。左眼角膜前表面曲率 37.90/38.50 D，角膜后表面曲率角膜 -6.0/-6.4 D，角膜最陡峭处曲率 44.3 D，最薄处厚度 436 μm，最薄处距离瞳孔位置 X 0 μm，Y -0.07 μm；ISV 31，IHA 4.9，IVA 0.20，IHD 0.005，KI 0.97，RMin 7.73，CKI 0.98，TKC C.Surg，角膜变异系数 2.1（图 33-3）。

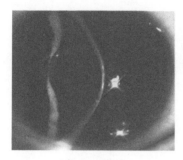
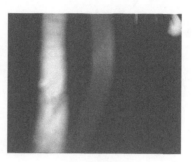

A：中央角膜　　　　　　　B：基质层

图 33-1　右眼眼前节照相

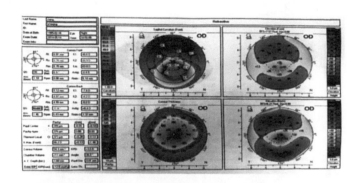

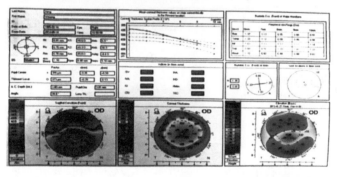

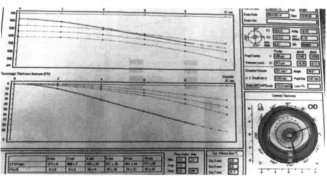

图 33-2　Allegro oculyzer 角膜形态分析（右眼）

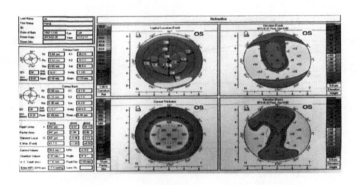

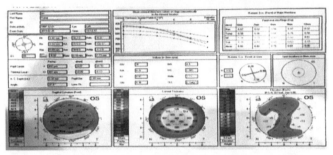

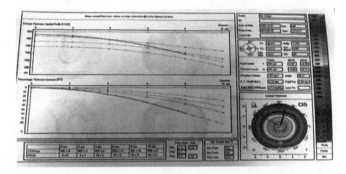

图 33-3 Allegro oculyzer 角膜形态分析（左眼）

[诊断]　①右眼继发性圆锥角膜；②双眼角膜屈光术后。

[治疗]　核黄素角膜胶原交联治疗（corneal collagen cross-linking with riboflavin，CCR）联合硬性角膜接触镜（right gas permeable contact lens，RGPCL）。

病例分析

准分子激光角膜原位磨镶术（laser in situ keratomileusis，LASIK）目前仍是主流屈光手术之一，术后痛苦小、恢复快、视力稳定性好是其主要优点，但也有一些角膜的并发症出现，如继发性角膜后膨隆、角膜扩张、继发性圆锥角膜。

LASIK 术后发生继发性圆锥角膜的原因，一般认为与术后角膜生物力学的改变有关。术后角膜瓣下角膜基质床的厚度过薄，角膜抗张力减弱，在眼内压的作用下发生角膜膨隆扩张，严重时形成圆锥角膜。目前国内外普遍认为角膜瓣下基质床的厚度必须在 250 μm 以上，且要大于术前角膜厚度的一半以上，才有可能尽量减少术后发生角膜扩张的可能性。文献报道，预设残留角膜基质厚度 > 300 μm 仍然有少数患者发生继发性圆锥角膜，主要是由于预设角膜瓣下角膜基质厚度与实际残留角膜基质厚度可能存在差距。残留角膜基质厚度 = 术前角膜中央厚度 − 角膜瓣厚度 − 激光切削深度，其中术前角膜中央厚度和激光切削深度在术前可以精确获得，而角膜瓣的厚度往往只是估计值，在角膜基质厚度变薄的前提下，角膜受到眼内压等因素的作用，最终导致类似圆锥的角膜形态。

因患者屈光手术前资料缺失，追问患者病史，获悉其为高度近视，术前检查排除圆锥角膜的迹象，但是在行双眼 LASIK 术后 5 年，仅右眼出现了继发性圆锥角膜，分析其发生的可能原因：①5 年前医院未引进眼前节角膜分析仪，仅检查角膜前表面，未能发现个别亚临床型或可疑圆锥角膜。②术前双眼角膜厚度、术中切削深度相差无几，仅右眼出现了继发性圆锥角膜，考虑当时角膜板层刀用同一刀片先实施右眼后实施了左眼手术，可能出现角膜瓣的厚度右眼 >

左眼，另外板层刀切割精确度、手术医师手法等因素也可造成角膜瓣的实际值与预计值有差别，从而影响了角膜基质床厚度。③患者个体差异也会导致术后角膜不同的生物力学变化。

对于圆锥角膜的治疗，目前主要有配戴角膜接触镜（如RGPCL）、角膜移植手术治疗、角膜基质内环植入，近年来又出现了CCR，为圆锥角膜患者带来了新的希望。本例患者采用CCR配合RGPCL治疗，现已观察1年以上，病情基本稳定。将来角膜厚度、曲率会发生什么样的变化，还有待进一步的观察和研究。

专家点评

LASIK手术设计时必须保留足够的角膜基质厚度以维持角膜正常的生物力学特性。目前多以残留角膜基质厚度250 μm作为安全下限。

LASIK术后继发性圆锥角膜没有出现原发性圆锥角膜常见的临床体征，如角膜Fleischer环、Vogt条纹。即使在角膜曲率达到70 D，也没有出现角膜内皮层的破裂。因此，LASIK术后继发性圆锥角膜不同于原发性圆锥角膜的病理过程，目前所能开展的临床检查对术后继发性圆锥角膜的发生无明显的预测性。

减少LASIK术后继发性圆锥角膜发生需注意：①术前详细检查，以避免圆锥角膜以及亚临床圆锥角膜的漏诊。对于角膜薄、近视度数高或可疑圆锥角膜的患者，不宜行LASIK。②中低度近视患者可选择PRK、LASEK、Epi-LASIK等角膜表层切削方式。角膜表层切削对于中低度近视具有良好的效果，同时又可以避免角膜瓣的并发症，目前未见到这些手术后出现圆锥角膜的临床报道，中低度近视患者选择角膜表层切削相对于 LASIK 更加安全可靠。③术前设计手术参数时应当避免主观臆断角膜瓣厚度，经验不丰富的手术医师可以在角膜瓣切开后术中测量角膜基质厚度，避免误差，保证手术的安全性。④选择飞秒激光制瓣，精确控制角膜瓣厚度。⑤激光切削软件改进，优化切削切面，减少切削深度。⑥尽可能保留较厚的残留角膜基质厚度，最好不低于 280 μm。⑦对于高度近视且角膜又薄的患者可采用有晶体眼人工晶体植入术或透明晶体摘除人工晶体植入手术等。由于准分子激光角膜屈光手术是在正常的眼睛上开展的创伤性手术，临床医师应当严格掌握手术适应证。术前必须强调充分的医患沟通，使患者了解手术不可避免地存在继发性圆锥角膜等少见而严重的并发症。

参考文献

1. 陈跃国，夏英杰，朱秀安 . LASIK 术后继发性圆锥角膜 . 中国实用眼科杂志，2002，20（1）:64-65.

2. 杜红俊，徐渊，王英，等 . LASIK 术后继发性圆锥角膜的预防和处理 . 国际眼科杂志，2005，5（2）:376-379.

3. 赵堪兴，杨培增 . 眼科学 . 7 版 . 北京：人民卫生出版社，2008:128-129.

4. BOXER WACHLER B S，CHRISIE J P，CHANDRA N S. Intacts for kera-toconus. Ophthalmology，2003，110（5）:1031-1040.

5. WOLLENSAK G. Crosslinking trentment of progressive kerato-conus:new hope curr. Opin ophthalmol，2006，17（4）:356-360.

6. 陈跃国 . 准分子激光角膜屈光手术专家释疑 . 北京：人民卫生出版社，2007：108-110.

（桂馥）

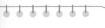

034 双眼视功能异常患者 1 例

病历摘要

患者，女，18 岁。主诉：双眼视物疲劳，重影 2 月余。患者近期双眼视物疲劳，视力下降，看近物时间长感觉看不清，并有重影。平时观察觉得偶尔有"斗眼"的情况。

[专科检查] ①裸眼 VOD 0.6，-0.50 DS → 1.0；裸眼 VOS 0.7，-0.25 DS/-0.50 DC×170° → 1.0。②双眼角膜清亮，前房中深，瞳孔圆，晶状体透亮，视盘边界清楚，C/D=0.3，视网膜平伏，血管走行正常，无出血、渗出，黄斑亮点可见。③遮盖试验：远近距离（内→正），近距离（内→正）。④视功能检查。Worth-4：5（同侧性）。远眼位 6 Δ BO，近眼位 11 Δ BO。AC/A 为 6 Δ /D，NRA 为 +2.25D，BCC 为 +2.00D，PRA 为 -0.75D。调节幅度：单眼可接受负镜度 OD -6.00D，OS -6.00D。Flipper：OD 6 cpm（－），OS 7 cpm（－），双眼 0（－）。融像范围：远距离 BI X/4/2，BO X/20/10；近距离 BI X/11/3，BO > 40。⑤角膜曲率 OD 42.94/45.30 D，OS 43.27/45.30 D（图 34-1，图 34-2）。⑥眼轴 OD 26.32 mm，OS 25.68 mm（图 34-2）。⑦眼球运动检查。NSUCO 扫视测试：能力 5，精准度 3，头部移动 3，身体移动 3；NSUCO 追随测试：能力 1，精准度 2，头部移动 3，身体移动 3；DEM：垂直方向总时间 72 秒＋ 85 秒 = 157 秒，水平方向总时间 161 秒。错误总数 15 个。

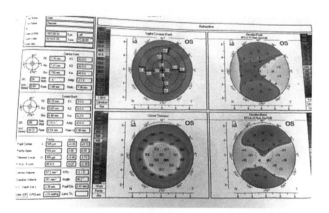

A：右眼

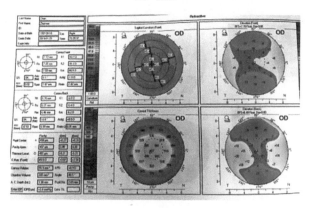

B：左眼

图 34-1　角膜地形图

图 34-2　检查结果

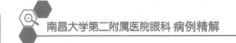

[诊断] ①双眼屈光不正；②集合过度；③调节不足。

[处理与训练] ①屈光矫正 +ADD 处理。②训练室训练调节、集合两部分同时训练。包括镜片阅读、字母表、反转拍、聚散球、BO 立体镜、单侧实体镜、eyeport、裂隙尺、救生圈卡等，由易至难进行训练。③眼球运动训练。④家庭训练聚散球 + 翻转拍。

病例分析

视功能检查结果异常值标红，单眼调节灵活度负镜通过困难，说明单眼存在调节刺激不好，BCC 检查结果调节滞后量大，也说明是调节刺激不上去，调节不足所致。远近眼位均存在内隐斜，根据 1∶1 法则，BI 的恢复值至少等于内隐斜的量时才舒适，此患者看远看近均不符合，所以存在症状，而看近时更为严重。双眼的调节灵活度和 PRA 的值虽然是调节功能的检查结果，但也反映了融像的能力，双眼负镜不能通过，PRA 低说明负融像功能低。患者出现主诉症状主要原因为内隐斜，负融像偏低。应该进行针对性调节训练。

NSUCO 扫视、追随测试方法。①扫视：检查者手握 2 个间距为 20 cm 的球，站在患者的正前方，然后告诉患者"当我说红色，盯住红球看；当我说绿色，盯住绿球看"。连续反复做 5 个周期，记录下患者调整过度或调整不足的情况。②追随：拿 1 个小球站在患者前面，并告诉患者"盯住球，并目光随着球转。不要把视线从球上移开"。让球在一个直径不超过 20 cm 的圆形范围下移动，完整的做 2 次顺时针运动，2 次逆时针运动，记录患者重新固视的情

笔记

况。说明：所有检查，患者手持目标工具（目标工具距离患者大约40 cm），自然放松地站在检查者的前面。目标工具为0.5 cm直径的彩色小球。当患者年龄过小或配合度差时，可以用小玩具放在笔杆上来吸引他们的注意。所有测试都是在患者双眼同时使用的情况下进行的。

专家点评

双眼视功能对阅读的影响是在临床工作中不能忽视的问题，当调节功能异常时应当及时矫正。

视功能异常对眼球运动的影响。当视功能异常合并眼球运动异常时，先解决视功能异常，再观察眼球运动功能是否改善。

视功能异常对阅读造成影响，甚至影响学习效率。很多患者在学习过程中效率低，成绩差。家长有时会觉得孩子是不认真，其实不然，有可能是由于孩子的眼睛功能差，在学习时通过眼睛检索信息的能力弱而导致的。

参考文献

1. 李静姣，周华，钟华 . 近视儿童双眼视觉功能的研究进展 . 国际眼科纵览，2015，39（4）：284-288.

2. 江洋琳，李丽华，王睿，等 . 视觉训练对功能性视力下降患者的疗效 . 中华眼视光学与视觉科学杂志，2015，17（2）：92-95.

3. 朱娉，赵堪兴，李丽华，等 . 调节和集合功能异常引起视疲劳临床分析 . 中国实用眼科杂志，2014，32（4）：424-427.

4. 李丽华，南莉，江洋琳，等 . 对症视觉训练对双眼视功能参数的影响 . 中华眼视光学与视觉科学杂志，2013，15（3）：178-180.

5. 昌帆，徐丹，瞿佳. 双眼协动参数在近视眼的差异研究. 中华眼科杂志，2014，40（9）：583-586.

6. Singh NK, Mani R, Hussaindeen J R. Changes in stimulus and response AC/A ratio with vision therapy in Convergence Insufficiency. J Optom, 2017, 10 (3)：169-175.

（桂馥）